国 医 大 师

张磊

医论医话

张磊◎著

河南科学技术出版社
·郑州·

图书在版编目（CIP）数据

国医大师张磊医论医话/张磊著 . —郑州：河南科学技术出版社，2018.2
（2021.7 重印）
ISBN 978-7-5349-8825-7

Ⅰ.①国… Ⅱ.①张… Ⅲ.①医论-汇编-中国-现代 ②医话-汇编-
中国-现代 Ⅳ.①R249.7

中国版本图书馆 CIP 数据核字（2017）第 158078 号

出版发行：河南科学技术出版社
　　　　　地址：郑州市郑东新区祥盛街 27 号　　　邮编：450016
　　　　　电话：（0371）65788613　65788629
　　　　　网址：www. hnstp. cn
策划编辑：马艳茹　邓　为
责任编辑：邓　为
责任校对：张艳华
封面设计：张　伟
责任印制：朱　飞
印　　刷：三河市明华印务有限公司
经　　销：北京集文天下文化发展有限公司
幅面尺寸：170 mm×240mm　　印张：10.5　　字数：168 千字
版　　次：2018 年 2 月第 1 版　　2021 年 7 月第 2 次印刷
定　　价：48.00 元

自　序

我的《张磊医学全书》（本书是《张磊医学全书》中的医论医话部分。编者注）快要出版了，就此，说几句心里话以表达心情。

首先，衷心感谢各位先生。此书是众志成城、同心协力的产物。在河南中医药大学、河南中医药大学第三附属医院领导的关怀和重视下，由孙玉信教授、张西洁教授、马林教授、谢秋利教授、姜枫教授、王晓田主任等同志具体编纂，尤其是孙玉信教授费心费时最多。经过他们长时间的艰苦工作，暨河南科学技术出版社的大力帮助，至此告竣。特再次表示衷心的感谢！

其次，本书内容较为浅薄。俗云："巧妇难为无米之炊。"由于我才疏学浅，经验不够，虽曰全书，实则有愧，是集我个人之全，乃小全也。其中有我过去给学院本科生讲授的中医学基础及内经选读讲稿，这些讲稿是依据当时教材和教学大纲精心锤炼而成的，可供参考。

再次，本书内容较为实在。我向来主张务实，我在自勉语中有"勿华于外，求实于内"之言。我总认为不管搞什么工作，如果光是表面现象，做表面文章，只能是自欺欺人。一个人能力有大小，只要踏踏实实地工作，就可赢得大家的赞许。这本书也是本着这种指导思想去写的。不管水平高低、文字好坏，都是实实在在的东西。如同厨中烹饪，不管做法如何，都是真材实料的绿色品种。

还有，本书作为我工作的新起点，我的治学思想是"学源不能断，起点作零点，求实不求虚，思近更思远"。学习最大的敌人是骄傲，有一副对联很好，"水唯就下能成海，山不矜高自极天"，就是说人要谦虚，不能自满。

最后，要继续努力。医生是为患者服务的，要具备两种功夫：一是医术要精湛，一是医德要高尚。古人云"欲精医术，先端心术"是很有道理的。我将继续认真开好有药处方和无药处方，所谓无药处方，就是针对不同疾病的人，尤其是思想包袱较重的患者，要多做思想工作，动之以情，晓之以理，增强其战胜疾病的信心；对一些有文化修养的患者，我往往给他们写诗，能收到一些好的效果。此外，对一些有不良潜在发展趋势的患者，也要告诉其应当注意的事项。所以说，医德要体现在各个方面。"大医精诚"，始终是我努力的方向。

总之，诚希广大读者，多提宝贵意见，以利改进！

最后附俚诗一首，以鸣心声。

> 从医从教历艰辛，虚度光阴八七春。
> 沧海水中沉一粟，岐典道上起微尘。
> 病人满室年年是，桃李成蹊日日新。
> 几首庸诗情志抒，操琴曲曲总怡神。

张磊 [印]

2016 年 8 月 25 日

目 录

医生功夫

功夫，也做工夫，一词有多义，这里是指素养和造诣而言。各行各业都有它的功夫要求，没有过硬的真功夫，就不能很好地完成他所肩负的任务。

医生是一个特殊的职业，肩负着救死扶伤的任务，责任重大，要有过硬的功夫。清代陈修园曾说："医者，生人之术也，一有所误，即为杀人。"

医学门类较多，各科有各科的功夫，一个人要具备各科的功夫也有困难，但有一点是相同的，即必须具备的基本功。

刀要磨，不磨则不利；水要注，不注则干涸。医生功夫要常练，不练就不能提高，甚则倒退。据我个人体会，练好理论功夫和临床功夫，都应视为基本功。所谓理验俱丰，是练出来的。要有决心，要有恒心，要有毅力，千万浮躁不得。

一、理论功夫

从词义讲，理论是说理立论。这里所说的理论，当然是中医的理论。有一点需要说明，现在所说的中医，是西医传入中国以后的称谓。古时也有中医这个说法，但与现在中医的概念是截然不同的。据《辞源》对中医的解释："符合医理。《汉书·艺文志·经方》：'庸医以热益热，以寒增寒，精气内伤……故谚曰有病不治，常得中医。'"实际这个中应读仲音（"中"的去声）。

何谓中医理论，是难以用简单的文字和语言能说得了的，这里不作具体讨论，但可用博、大、精、深四个字来概括。毛泽东主席说"中国医药学是个伟大的宝库"，概括得非常好。

有局外人说"中医理论非常玄，玄之又玄"。他说对了，中医理论就是玄，就是玄奥。这正是中医理论的独特所在。这个理论的形成，历经了实践—认识—理论，再实践—再认识—再理论的反复过程，一步一步地向高级发展（这个过程永远不会停止），可以说是"仰之弥高，钻之弥坚"。它一直在有效地指导临床。试观历代大医家，皆具有高深的理论功底，无论疾病种类怎样繁多，病症怎样千变万化，只要运用好中医理论，皆能治之。如"非典"和"艾滋病"经中医治疗，皆获得了满意疗效。"医者理也，以一理而应万变"并非夸张之谈。故此，要当好医生，必须在理论上多下功夫，或者说下一番苦功夫，功夫不负苦心人。下功夫还要排除一些干扰，如懒惰、自满、浮躁、自弃、追逐名利、华外瘁内和讥讽等。从哪些方面下功夫，我个人之见，要多读书，读书有法。

(一) 多读书

1. 经典著作　当首推《内经》《伤寒论》和《金匮要略》。这些书大家都读过，我认为还应再读。

(1)《内经》：即《黄帝内经》，是我国现存医学文献中最早的一部典籍，也是一部医学巨著，"理论渊深，包举弘博"（清代汪昂）。读《内经》时，要在通读的基础上背诵其重要条文。只有通读，才能观其全貌；只有背诵，才能便于运用。《内经》文奥理深，不易读懂，必须借助注释才能明其深意，兹介绍几家，以作参考。

1)《类经》。《类经》对《内经》的注释颇为详尽，多有发明。张景岳用四十年时间研究《内经》，写成《类经》一书，深为医家所推崇，可以说为学《内经》的必备参考书。此外，《类经图翼》和后附的《类经附翼》也不可不读。

2)《黄帝内经素问注证发微》和《黄帝内经灵枢注证发微》。《黄帝内经素问注证发微》是明代医学家马莳所著，他用了三年时间写成此书，在解析医理方面有所见解；《黄帝内经灵枢注证发微》亦是马莳所著，《灵枢》文辞古奥，医理深邃，非常难懂，马氏长于针灸，有丰富的临床经验，本书中多结合临床对《灵枢》经文进行注释，故本书注释水平高于《黄帝内经素问注证发微》。

3)《黄帝内经素问集注》。《黄帝内经素问集注》是明代张志聪会合同学及门人数十人共同注释，是一部集体著作，质量较高，有人称此书开我国医学集体创作之先河，功不可没。

(2)《伤寒论》。《伤寒论》与《内经》一脉相承，它将理论和临床实践相结合，确定了祖国医学辨证论治的完整体系，有人称之为"开辨证论治之先河"，是一部理法方药具备的指导临床实践的医学典籍。为了更好地理解它，可以多看一些《伤寒》注家。

1)《伤寒来苏集》。本书注重理论，与临床联系较紧，颇为后世医家所推崇。柯氏学识渊博，精通医学，他在"自序"中说："常谓'胸中有万卷书，笔底无半点尘'者，始可著书；'胸中无半点尘，目中无半点尘'者，方许作古书注疏，夫著书固难，而注疏更难。"他对读仲景书颇有感触地说："凡看仲景书，当从无方处索方，不治处求治，才知仲景无死方，仲景无死法。"

2)《伤寒贯珠集》。本书从临床辨证论治着眼，以阐发《伤寒论》。尤氏辨证抓主证，鉴别抓要点，他用自己的研究心得阐释了原书的深文奥意，精简扼要，条理通达。

（3）《金匮要略》：我觉得《金匮要略心典》写得很好，注释明晰，条理通达，据理确凿，切合临床，是学习和研究《金匮要略》的必读之书。

2. 后世医家著作　自仲景以后，医家辈出，代有发展，其著作可谓浩如烟海，琳琅满目。一个人精力有限，时间有限，难以尽读，但一定要多读。《全国名医验案类编》序中说："不读书不足以明理，徒读书不足以成用；不读书不知规模，不临证不知变化。"

3. 现代医家著作　医学随着时代的发展而发展，现在大医家在继承的基础上，结合自己的临床实践，无论在理论上、学术上、经验上都有很多创新和发展，这些著作不可不读。他们都有镕古铸今之功，能使我们眼界大开，受益多多。

（二）读书"七重"

书要多读，又不能尽读，怎样读才能效果更好呢？我个人体会，应有选择地读。大致可分为精读之书和粗读之书。对于精读之书，要反复读，多下功夫；对于粗读之书，顾名思义要读得粗些，一览而过。但不可忽视粗读之书也有精的部分，这一部分同样要精读。概括为"七重"。

1. 重背诵　学习固须勤奋，亦宜讲求方法。以读书而言，背诵是打好中医基础最根本的方法，而且越早背诵越好。如盖房一样，一块砖一块砖砌起来，然后才能粉刷。背诵也是为后来领悟、理解和运用打下基础，后劲较足。初学医时先背诵《雷公药性赋》《汤头歌诀》《濒湖脉学》等，作为启蒙读物。继背《内经》《难经》《伤寒论》《金匮要略》等经典著作。背诵时不用默诵，可在僻静处朗朗诵读，使声出之于口，闻之于耳，会之于心。内容多的篇章，采取分段滚动式背诵方法，背诵着后边的，复习着前面的，如盖楼打地基，垫一层夯实一层，如此，才能强记不忘。背诵开始要少，由少而多，集腋成裘，积沙成丘。俗话说得好："少年背书如锥锥石，锥入虽难，但留痕不易消失；中年背书如锥锥木，锥入较易，但留痕不如前者牢固；老年背书如锥锥水，锥入甚易，消失也快。"这个比喻，非常形象。

2. 重经典　我认为，为医者，尤其为上医者，四大经典不可不读。纵观历代大医家、有突出成就者，都是从读经典起家的。根深则叶茂，本固则枝荣。岂可忽乎者哉！《内经》为中医理论之渊薮，为医不读《内经》，则学无根本，基础不固。后世医家虽然在理论上多有创建，各成一家之说，但就其学术思想的继承性而言，无不发轫于《内经》，故读《内经》《难经》《神农本草经》，目的在于掌握中医理论之根本。读经典著作时，要参阅相关著作，前文已述，此不多讲。

3. 重广博　除经典著作之外，还要阅读很多后世医家著作。我常说，医家要博览群书，广得其益。学习病因病机，除背诵"病机十九条"外，还要读《诸病源候论》，可以明了病因病机学理论；中医诊断方面，要读《医宗金鉴·四诊心法要诀》，该书造精微，通显幽，易学易懂，切于实用；方剂学知识，应读《医方集解》，该书辨证论方，贯通理法方药；中药学方面，可参阅《本草纲目》，其内容丰富，理明义详。我崇尚《脾胃论》，善用李东垣的补中益气汤治疗气虚发热、气虚头痛等疾病。王清任的《医林改错》本着求实精神，敢于创新，敢于纠古人之错，论述了血瘀所致病症，丰富发展瘀血学说。我主张多读名家医话医案，如《临证指南医案》《明清柳选四家医案》《谢映庐医案》《经方实验录》《秦伯未医话医案》《施今墨临床经验集》等。我认为，医案是医生临床经验的体现，是非常珍贵的医籍，读之能得到很多启发。医案大致分为两类：一是一家之专著，一是多家之集萃。前者系一人之经验，其系统性、学术性较强，如参天大树，望之蔚然；后者是医林掇英，如众蜂所酿之蜜，甘味绵绵。二者各具特色，各有其优，皆应读之。有些医案则妙中有妙、巧中有巧，有些医案则独辟蹊径，有些医案则棋高一着，令人目不暇接。其方也，如重型炮弹者有之，如轻舟行水者有之，如围魏救赵者有之。根据不同内容，或取其论，或取其方，或取其法，或取其巧，或取其妙，对其中最精要部分，更要细读，反复读，悟其理，会其意。只有广开学路才能迅速提高医疗水平。程钟龄说："知其浅而不知其深，犹未知也；知其偏而不知其全，犹未知也。"对各家学说合读则全，分读则偏；去粗取精，扬长避短。学问并非尽载名家论著，广采博搜，不嫌点滴琐碎，"处处留心皆学问"。

4. 重得要　读书不仅要"博"，而且还要由博返"约"，能够领会或掌握一本书、一段文章的精华所在，对重要篇章或段落，要精读，反复读，重点语句还要朱笔圈点，得其要旨。如据《素问·阴阳应象大论》"故因其轻而扬之"及《温病条辨》"治上焦如羽，非轻不举"的理论，我确立了"轻清法"。本法主要用于因风热之邪伤于头部的疾患，如头痛、头懵、头晕、耳鸣、眼胀、鼻流浊涕、鼻塞不通等病。创制谷青汤，方由谷精草、青葙子、决明子、薄荷、菊花、蝉蜕、酒黄芩、蔓荆子、生甘草组成。即用轻清上浮而又凉散的药物，易于速达病所，以祛除病邪。根据《素问·汤液醪醴论》"去菀陈莝……疏涤五脏"之旨，确立了"涤浊法"。因浊邪所在的上、中、下三焦位置不同，以及病邪兼挟不同，而分浊邪阻肺、肺失清肃方，浊邪中阻、脾失其运方，肝热脾湿、浊邪积着方，浊在下焦、膀胱失利方（详见临证八法篇）。阅读《医学心悟》后，认识到医生应具备"五知"。一是知理。明了中医博大精深的理论。《景岳全书·传忠录·明理》中说："万事不能外乎理，而医之于理尤切……故医之临证，必期以我之一心，洞病者之一本，以我之一，对彼之一，既得一真，万疑俱释，岂不甚易？一也者，理而已矣。"二是知病。知病首先要求本，其中最重要的是求病因、病性和病体之本。《素问·至真要大论》中说："必伏其所主，而先其所因。"三是知动。人是一个时刻不停的活动机体，疾病是一个动态的病理变化，尤其用药治疗后，其变化更是明显，所以，医者不但要知病之为病，而且要知动之为动。四是知度。要把握好对患者的治疗尺度和用药尺度。"谨察阴阳所在而调之，以平为期。"五是知误。既要知他医之误，又要知自己之误，误必纠之，即"观其脉证，知犯何逆，随证治之"。最怕的是不知误，"一逆尚引日，再逆促命期"。张锡纯的《医学衷中参西录》是很值得认真研读的。许多书我是"蓝笔点来红笔圈"，有感于此，曾做诗一首，谓之《读书有感》："医道精深学莫休，学如逆水荡行舟。书中要语自圈点，点点圈圈心上留。"愿与同道共勉。

5. 重心悟　学习中医典籍，不仅"博""约"，而且还要"悟"。读书不能仅停留在字面意义上，尤其对经典著作，其理深，其义奥，非潜心研读，穷思精悟，莫得其要。如对《阴阳应象大论》"阴阳者，天地之道也……治病必求于本"中的"治病必求于本"体会较深，临床治疗中应该求病因之本，求病机之本，求病性之本，求病位之本，求病体之本。再如《素问·至真要大论》中"谨守病机，各司其属。有者求之，无者求之；盛者责之，虚者责之。必先五胜，疏其气血，令其条达，而致和平"这段经文，从"有者求之，无者求之；盛者责之，虚者责之"悟出了临床辨证思维六要，即：辨证中之证与证外之证，注意其杂；辨静态之证与动态之证，注意其变；辨有症状之证与无症状之证，注意其隐；辨宏观之证与微观之证，注意其因；辨顺逆之证与险恶之证，注意其逆；辨正治之证与误治之证，注意其伤。从"疏其气血，令其条达，而致和平"悟出了"疏利法"。疏是疏导，有分陈治理之义；利是通利，有运行排遣之义。常用于水湿失于输布出现全身郁（瘀）胀，似肿非肿的经络湮瘀证。针对水、湿、痰、瘀、气停滞的脏腑经络不同，又细分为疏补相兼方、行气通络方、化痰通络方、疏肝利湿通络方和化瘀通络方。对"令其条达，而致和平"提炼出"动、和、平"的学术思想。所谓"动"，是指正常情况下，人体是一个时刻不停地在"和"的状态运动的有机整体；其次，人体的病理是在"失和"状态下运动变化着的机体；再次，针对运动变化着的机体、疾病、病症，其理、法、方、药也应随之而动；最后，治疗的目的，使失去"和态"的机体，得到纠正，重新建立新的和平动态，达到"阴平阳秘"。这些都是所强调读书要读到无字处的体现。

6. 重持恒 自学医以来，看书学习，从不间断，持之以恒。在受业期间以读书为主，在中医学院任教时还是以读书备课为多。现在因年龄从职务上退休，但读书学习不能退休，学无止境，干到老学到老，学到老干到老。即便诊务再忙，也要挤出一点时间看看书，展卷有益。如"达郁法"的形成，首先取法于《素问·六元正纪大论》的"五郁"，谓"木郁达之，火郁发之，土郁夺之，金郁泄之，水郁折之"。继以《伤寒论》中治"少阴病，四逆"的四逆散和《丹溪心法》治疗"六郁"的越鞠丸化裁，组成"达郁汤"，药有柴胡、枳实、白芍、苍术、川芎、香附、栀子、神曲、甘草。随着临床实践的深入，理论知识的不断积累，结合吴又可《瘟疫论》中达原饮之义，在原方的基础上，又伍人槟榔、草果、黄芩，使治疗五脏六腑之郁的力量更大，功效更全面。又如在阅读医案方面，读《临证指南医案》《吴氏医话二则》等，这些书涉及疾病广泛，论述精辟，见解独到，对临床治疗启发很大，对完善临床辨证思维很有帮助。《程门雪医案》《蒲辅周学术经验集》《岳美中医学文集》等，均为辨证精细，理验俱丰，见解独到的医著。近几年，中医医话医案迅猛增多，阅读的数量也大幅度增加，感受较深的是《朱良春用药经验集》和《李可老中医急危重症疑难病经验专辑》等，这些医家用药独到，有胆有识。我常说，当好一个中医不容易，尤其当一个水平较高的中医，更不容易。深知自己的不足，在祖国医学博大精深的海洋里，只有奋力搏击才能前进！

7. 重笔录 俗语说："好记性不如坏笔头。"读书背诵固然重要，面对汗牛充栋的中医典籍、博大精深的中医理论及丰富多彩的临床经验，都记忆不忘是不可能的，因此，对重要段落、观点做好笔录是非常重要的。系统学习中医理论是必要的，这是一个循序渐进、由浅到深、登堂入室的过程，但也不能忽视平时对零星知识的积累，每次读书勿求于多而求于精，重要部分摘录卡片，日久天长，积少成多，逐渐丰富自己、壮大自己，为临床、教学水平的提升起到重要作用。以学源不能断，起点作零点，求实不求虚，思近更思远作为学习的指导思想，坚信只要学而不厌，乐此不疲，久而久之，自能千丝成锦，百花成蜜。

二、临床功夫

医生不但要有理论功夫，而且要有临床功夫。临床在疗效，疗效是检验医生本领的标尺。说得天花乱坠，但治不好病，无异于纸上谈兵。诚然，医生也不可能把每个病都治痊愈，而要看你治疗是否得当。治疗是否得当，医应知之。医生应竭力避免治疗失当。如何避免失当，一是要有高度责任心，二是在技术上要精益求精。从另一方面，患者也有个选医的问题。一般说，患者有病乱投医，心情是可以理解的，若投错了医（如庸医、假医、江湖骗子），会造成不良后果。明代张景岳曾说："病有缓急，效有迟速。若以迟病而求速效，则未免易医。易医多，则高明本少，庸浅极多，少不胜多，事必败矣。""但知见病求医，而不知医之为医，亦可悲矣。""病不贵于能延医，而贵于能延真医。"临床功夫是多方面的，我觉得辨证识病和遣方用药最为重要。

　　证是对疾病过程中一定阶段的病位、病因、病性、病势及机体抗病能力的强弱等本质的概括，而辨证识病是中医学术的重要部分，舍去辨证识病就难以给予正确的治疗。正如清代林佩琴说："治病之难，在于识病，而识病之难，在于辨证。"由此可见，辨证是至关重要的。也可以说，辨证是中医理论和临床经验的集中体现，辨证正确与否是疗效好坏与否的关键。辨证也是中医特色的具体体现，是任何现代仪器所不能取代的，将会永远存在下去，失去辨证，就意味着失去了中医的灵魂。辨证说起来容易，做起来也就不那么容易了，没有理验俱丰的功夫，是难以做到的。依据我个人的感悟，归纳出辨证思维六要，供临床参考。

　　1. 辨证中之证与证外之证，注意其杂　辨证中之证即是临证时注意抓主证。所谓主证，可以是一个症状，也可能是几个症状，这一个症状或几个症状是疾病的中心环节，它既是辨证的要点，又是治疗的重点。抓主症可以从三个方面着手：一是患者只有一个病，但伴有许多症状，如失眠患者往往有心烦心慌、头晕耳鸣等症状，很显然，失眠是其主证；二是有些患者说出一大堆症状，觉得浑身都是病，患者也说不出什么是主证，对此，医生要仔细琢磨，多费心思，找出主证；三是一个患者同时患有多种慢性病，究竟是治其一，还是兼而治之，根据其具体情况，从整体出发，权衡利弊，分清缓急，遵《素问·标本病传论》"谨察间甚，以意调之，间者并行，甚者独行"之旨，做出恰当的处理。同时，辨证必须"到位"，如一个患者，已辨其为阴虚证，这是不够的，要进一步辨其为何脏何腑之阴虚。所谓辨证外之证，即是辨其兼夹证。兼证有时与主证是一致的，有时是不一致，甚或是相反的，既要主次分明，又要统筹兼顾。辨证中之证与证外之证，也是中医辨证整体的具体体现。

　　病案 1　赵某，女，18 岁。2005 年 8 月 15 日就诊。

　　初诊主诉：月经淋漓不断 5 年。12 岁月经初潮，13 岁到现在月经淋漓不断（每天都有），量时多时少，经色暗；膝关节以下凉，手心热，纳差，入睡困难，易醒，多梦；大便带血，小便正常；冬季怕寒，手足凉，病情加重；舌质红有瘀斑，苔薄白，脉芤；易过敏，特别是对油漆。理化检查 T_3 2.98nmol/L，T_4 180nmol/L，TSH 1.3mU/L。B 型超声提示：双侧卵巢增大，多囊性回声改变，胰腺轻度增大，诊为崩漏，由脾肾亏虚，冲任失固所致。处方：川续断炭 10g，山茱萸 15g，茜草炭 10g，煅海螵蛸 30g，阿胶 10g（烊化），干姜炭 10g，党参 15g。7 剂，水煎服，每日 1 剂。

二诊：服上药月经已干净 5 天。服药自觉每天总有欲大便感，大便不成形，1 天 2 次；腰酸，腰两侧胁下气多上下窜；矢气多。现感冒已 3 天，纳差，小便可，白带稍多，色稍黄，舌质暗红有瘀斑，苔白腻，脉沉弱。照上方加炒山药 30g，盐杜仲 10g，炒麦芽 20g，麦冬 15g。10 剂，水煎服，每日 1 剂。另治感冒方：金银花 10g，连翘 10g，竹叶 10g，荆芥 10g，牛蒡子 10g，薄荷 10g，桔梗 10g，苇根 30g，前胡 10g，甘草 6g，黄芩 10g。2 剂，水煎服。

三诊：服上药 8 剂，月经又至，色鲜红，量多，行经时两胁下有空虚感、胀感，大便不成形，小便可，舌质暗红，有瘀斑，苔薄，脉沉弱。处方：熟地黄炭 30g，荆芥炭 10g，制何首乌 30g，茜草炭 10g，煅海螵蛸 30g，阿胶 10g（烊化），干姜炭 10g，山茱萸 10g，党参 10g，小麦 30g，地榆炭 30g，乌梅炭 10g。6 剂，水煎服，每日 1 剂。

四诊：服上药后月经已有明显周期，但周期仍较短，色黑；双膝关节以下发凉，手心热，咽腔疼痛，面部头部有多个疖子；腹部胀气，下午明显；舌质暗，边有瘀斑，苔黄，脉细。处方：炒白术 10g，生黄芪 15g，茯神 10g，党参 10g，远志 10g，炒酸枣仁 20g，龙眼肉 10g（另煎），制何首乌 10g，木香 6g，栀子 10g，黄芩 10g，生地黄 20g，茜草炭 10g，煅海螵蛸 30g，炙甘草 6g。6 剂，水煎服，每日 1 剂。

本案患者素体肾气不足，封藏不固，冲任失摄，以致自月经初潮以来，淋漓不断达 5 年之久，痛苦异常。观前医用药，清热凉血者有之，补肾固冲者有之，健脾补肾者有之，均未见效。细审经量时多时少，色暗，双下肢发凉，冬季怕冷，病情加重，乃为脾肾亏虚，冲任失固，且有血虚血瘀之候。以川续断、山茱萸补肝肾；党参、干姜温阳健脾；茜草、煅海螵蛸收敛止血；阿胶补血止血。且多炭用，取其一药双效，方中药少，效专力宏，单刀直入，迅见效果。之后补肝肾，继续治疗。辨证之中注意"手心热、入睡困难、易醒"是由肾虚失固、淋漓伤血所致，不可视为阴虚内热，即"辨证外之证，注意其杂"。本方以四乌贼骨一藘茹丸和胶姜汤为主进行加味。胶姜汤治妇人陷经漏下黑不解者。陈修园赞之曰："胶姜方阙症犹藏，漏下陷经黑色详，姜性温提胶养血，刚柔运化配阴阳。"5 年之漏，3 剂起效，足见此方之妙。末方以归脾汤加入栀、芩、地，以清火宁血，有相得益彰之用。

病案 2　王某，女，66 岁。2006 年 3 月 29 日就诊。

初诊主诉：五更泻 10 余年。患者从小即肠胃弱，30 多岁时曾经腹泻一段时间，体重下降；消瘦，吃青菜、油腻则泄泻；腹不胀，纳少；乏力腿软，下肢发凉；口干引饮，饮不解渴；舌质暗，苔薄白，脉沉弱。有心肌缺血病史。诊为脾肾阳虚泄泻。处方：补骨脂 10g，吴茱萸 6g，五味子 10g，肉桂 6g，制附子 10g（先煎），煨肉豆蔻 10g，炒山药 30g，乌梅 6g。6 剂，水煎服，每日 1 剂。

二诊：服药后病情见好，体力增强，口渴减轻，饮水减少，曾做甲状腺、肿瘤等检查，均无发现异常。现不食青菜及油腻之品则大便正常，四肢肌温正常，但足厥寒冷，以致不能入睡，舌质淡，苔薄，脉沉弱。处方：党参 10g，炒白术 10g，茯苓 10g，补骨脂 10g，五味子 10g，肉桂 6g，制附子 6g（先煎），炒山药 30g，乌梅 6g，鸡内金 6g，炒麦芽 15g，炙甘草 6g，生姜 3 片（为引）。12 剂，水煎服，每日 1 剂。

三诊：患者服上药 24 剂后，五更泄大有好转，口干渴亦轻。现消瘦，泛酸；大便成形，每日 1 次，纳可，小便可；口干渴，饮水多，不能吃凉食物；眠差，早醒；腰髋以下冷，全身亦怕冷；舌质淡红，苔薄腻，脉弱细。仍为脾肾阳虚，水失蒸腾而致。上方加鸡内金 6g，干姜 3g，煅海螵蛸 10g。12 剂。水煎服，每日 1 剂。

案中五更泄 10 年余是主症，饥不欲食，双下肢发凉是次症，皆脾肾阳虚之候。但口渴引饮，每次能饮水 2~2.5L，是其兼症，颇似阴虚之象，实乃脾肾阳虚，水失蒸腾气化，不能化生津液所致。故以温补脾肾，涩肠止泻为法。四神丸合附子理中汤加减，使脾阳得健，肾阳得补，气化复常，泻、渴自除。辨证时既注重辨证中之证"五更泄"、双下肢发凉等，又须重视证外之证"口渴引饮，饮不解渴"，莫为现象迷惑，应究其病机，注意其杂。

2. 辨静态之证与动态之证，注意其变　中医的证是疾病在发生发展中某一时期的特定的病理状态，它随外界气候、患者个体体质、邪正关系的对比、治疗措施是否得当等因素而变化。疾病是动态的，不是静止的；静是相对的，动是绝对的。因为疾病是在人身上发生的，除病邪本身变动外，人体本身就是一个时刻不停的活动机体，尤其是用药以后，其变动更是明显，所以说，医者不但要知病之为病，而且要知动之为动。这个动，主要靠医生依据当时的病态细心体察。因此，医生对待复诊患者时要特别用心，否则就会出现失误。由于疾病是动态的，医生要具有对疾病治疗的驾驭能力，证变治亦变，有是证用是药，证型决定治疗措施。因此，对疾病的整个辨证论治过程是在动态中进行的，既有原则性，又是灵活多变的。如果以僵硬的辨病论治的诊疗思路来对待中医，必将把中医的研究引入歧途。

病案 1　陈某，女，21 岁，汉族。2006 年 1 月 12 日就诊。

初诊主诉：面部烘热、面赤如醉 4 年，低热 4 月余。患者自于 5 个月前无明显原因出现低热，体温 37.5℃ 左右；面部烘热，面赤如醉 4 年，下午或晚饭后较多，能持续 3～4 小时。低热一般于下午、晚上出现，上午不发热。畏寒风，全身肌肉轻拍时疼痛，右肩部麻似虫行，腰痛；月经提前 10 余天，经期 6～7 天，量多色暗血块多；白带正常；纳可，二便调；常咽干痛，饮水多；两手颤，颈显大。舌质红淡、瘦，苔薄白稍腻，脉细数。血常规：白细胞低（3.1×10⁹/L），类风湿因子弱阳性，曾查 T_3、T_4 正常。处方：金银花 30g，玄参 30g，栀子 10g，蒲公英 30g，赤芍 15g，连翘 10g，竹叶 10g，知母 10g，地骨皮 15g，牡丹皮 10g，柴胡 10g，制香附 10g，生甘草 6g。6 剂，水煎服，每日 1 剂。

二诊：服药后体温较前降低，温度 37.2℃，面热较前时间短，大便干，咽干痛，口不苦，仍手颤，全身肌肉有叩击痛。处方：熟地黄 10g，当归 10g，生白芍 20g，川芎 6g，牡丹皮 10g，地骨皮 20g，柴胡 10g，黄芩 10g，桔梗 10g，连翘 10g，生甘草 6g。

三诊：服上药期间体温降至正常，停药后又出现低热，时全身燥热；面部红赤如醉，燥热，时恶寒；晨起全身僵硬，腰硬痛，左手麻；月经提前 8～9 天，经期 5～6 天，量稍多，经期腰痛；二便调；双下肢久坐后不舒适；舌质淡红，苔薄白，脉细略数。处方：熟地黄 10g，当归 10g，生白芍 20g，川芎 6g，牡丹皮 10g，柴胡 10g，黄芩 10g，金银花 10g，连翘 10g，生龙骨 30g（先煎），生牡蛎 30g（先煎），生甘草 6g，地骨皮 20g，知母 10g。12 剂，水煎服，每日 1 剂。

本案患者病程较长，面部烘热如醉，低热，全身肌肉叩击痛，两手震颤，月经提前，量多色暗，咽干痛，饮水多，畏风寒，乃风热稽留，深陷厥阴肝经，耗伤阴血，引动肝风。先以银翘散合地骨皮饮加减，疏风散邪，滋阴清热。恶风寒消失，风热渐散，但低热未除，病仍未变，证有变化，以邪陷厥阴为主。用地骨皮饮合小柴胡汤加减，以滋阴养血，和解透达，使耗伤之阴血渐复，深陷厥阴之邪热外透，热退风息，疗效良好。

病案 2　刘某，女，41 岁。

初诊主诉：6 个月前停经，检查为卵巢早衰（卵巢萎缩），使用黄体酮、己烯雌酚，行经 3 天，至今闭经。现身乏力，易感冒，左肩关节发凉，双脚大趾怕凉，心悸；大便每日 2 次，小便可；白带量多，色淡黄；口干有时苦；睡眠多梦；舌质暗红，苔白腻兼黄，脉弦。以前月经来时乳房胀痛。某医院 B 超检查：卵巢早衰，子宫（40mm×35mm×32mm）。月余后再次 B 超检查：双侧卵巢萎缩（17mm 左右），子宫（35mm×27mm×25mm）。诊断为闭经。由肝肾亏虚，冲任失养所致。以补肾固元，养血疏肝为治。方用逍遥散加味。处方：柴胡 10g，白芍 10g，当归 10g，茯苓 12g，炒白术 10g，薄荷 3g（后下），制香附 10g，菟丝子 20g，川续断 10g，炒杜仲 10g，紫石英 15g，肉桂 6g，炙甘草 6g。10 剂，水煎服，每日 1 剂。

二诊：上药服第 5 剂时，月经即行。现腰凉明显，右下肢空虚感，按压右腰，空虚感减轻；急躁则汗出，心悸气短；舌质红，苔薄白，脉沉弱。以养血活血温阳为治。处方：熟地黄 10g，当归 10g，生白芍 10g，川芎 6g，桃仁 10g，红花 10g，菟丝子 20g，川续断 10g，紫石英 15g，肉桂 6g，炒茴香 10g，制香附 10g，柴胡 10g，麦冬 15g，炙甘草 6g。15 剂，水煎服，每日 1 剂。

三诊：患者自觉腰部冷困不舒，右下肢空虚，左肩冷，项强困，纳可，二便可，近 3 个月月经正常，舌质红，苔薄白，脉沉无力。守方微调。上方去川芎，加川牛膝 10g，炒白术 10g，茯苓 10g，生姜 3 片为引。15 剂，水煎服，每日 1 剂。

本案系肝肾亏虚，精血乏源，冲任失养，肝失疏泄，而致闭经。如《医学正传》云："月水全借肾水施化，肾水既乏，则精血日以干涸。"因前有"月经来时乳房胀痛"，肝肾亏虚之中肝郁气滞比较明显，故先以逍遥散加补肾之品，养肝疏肝为主，补肾填精为辅。肝气得疏，气机渐畅，故 5 剂而经至。证以虚为主，以郁为辅，改以补肝肾为主，疏肝活血为辅。治法有先后，用药有轻重，环环相扣，步步为营，而药中其的。

3. 辨有症状之证与无症状之证，注意其隐　在临床实践中，常有许多患者症状较之疾病滞后或提前消失，即所谓"无证可辨"。如肝病无症状的 ALT 升高，糖尿病无症状的血糖、尿糖升高，B 超提示无症状的结石病，各种肿瘤的早期阶段等，这些疾病在某些阶段往往"无症可辨"，但根据患者的体质、既往病史，根据对同种疾病有证可辨者积累的经验，借鉴现代医学的各种理化检查手段，参照现代中医药研究成果等来寻找蛛丝马迹，进行分析，找到"隐证"，变"无证可辨"为有证可辨。并且"无证可辨"的辨证论治，必须突出中医特色，若离开了中医的辨证，单纯依靠西医的理化检查来选方用药，非但难以奏效，有时还会导致误治、变证而延误病情。另外某些疾病或主证的背后还隐藏着另一种疾病或病邪，没有表现出明显的症状，处于较隐蔽的状态，与具有明显症状的疾病主证有着密切关系，治疗时应注意隐匿的病邪或疾病。

病案 1　贺某，男，40 岁。2005 年 9 月 9 日就诊。

初诊主诉：患者左侧甲状腺癌部分切除术 1 个月，未进行放、化疗治疗；口干，夜间重，无口苦口渴；纳、眠可，大、小便正常；无心烦心悸；左颌下、左甲状腺仍有硬结节，如黄豆大小，触之坚硬不移，皮肤发紧；舌质淡暗，脉沉滞。此为痰毒郁结，气滞血瘀。治当化痰散结解毒。处方：忍冬藤30g，炒白芥子10g，制天南星10g，陈皮10g，夏枯草30g，连翘12g，赤芍30g，浙贝母10g，玄参30g，皂角刺12g，川芎10g，重楼10g，通草6g，葛根30g，甘草10g。16剂，水煎服。

二诊：服上药平和，颌下皮肤发紧较前减轻，舌质淡暗，舌苔黄腻。颌下结节是险恶之证，宜缓图之，仍化痰散结消肿为治。处方：重楼10g，蒲公英30g，夏枯草30g，黄芩10g，山慈菇10g，蜈蚣1条，浙贝母10g，玄参30g，雄黄0.2g（分2次冲服），白花蛇舌草30g，赤芍15g，牡丹皮10g，陈皮10g，生甘草6g。15剂，水煎服。

三诊：服药后病情稳定，颈部皮肤发紧又减轻，口干，小便黄，脉沉滞。此系痰结阴伤加湿热，病机复杂又相互矛盾。以养阴化痰、散结解毒为治。处方：重楼10g，蒲公英30g，夏枯草30g，黄芩10g，山慈菇10g，蜈蚣1条，浙贝母10g，玄参30g，雄黄0.2g（分2次冲服），赤芍15g，牡丹皮10g，陈皮10g，清半夏10g，皂角刺10g，天花粉10g，连翘10g，甘草6g。20剂，水煎服。

四诊：服上药颈部皮肤紧张感明显减轻，皮肤硬结减小。方药奏效，解毒之品雄黄暂缓使用，仍以养阴散结解毒为治。处方：玄参30g，浙贝母10g，生牡蛎30g，炒白芥子10g，清半夏10g，山慈菇10g，陈皮10g，夏枯草30g，蜈蚣1条，连翘10g，赤芍10g，甘草6g。30剂，水煎服。

本案仅凭咽干口苦，喉结肿大坚硬，不易定性诊断。结合病理结果，辨证为痰毒郁结于咽喉，触之不移，是其恶候。治以化痰散结、解毒清热。方用消瘰丸加减。方中炒白芥子、浙贝母、皂角刺、制天南星去筋膜之顽痰瘤结，赤芍、川芎活血化瘀，夏枯草泻肝热、散郁结，选用重楼、雄黄、山慈菇、蜈蚣解毒清热，即是注意"毒邪"之隐，使痰消毒散，气血通畅而缓解。雄黄虽然有毒，但解毒之力较强，只要用之适量适度，效果很好，勿畏其毒而不敢用也。

病案2 孙某，女，28岁。2005年9月23日就诊。

初诊主诉：双眉棱骨疼痛1年。眉棱骨痛以攒竹穴处为重，时轻时重，夜间易发作，伴有恶心呕吐，胸闷嗳气，睡眠休息后明显好转，可以自行缓解；眼不胀，食欲可，口不干苦；大小便正常，月经正常；平时易上火；舌质淡红，苔薄白，脉沉滞。有肾病病史5年，尿中一直有蛋白（+~++），无明显症状，无服药治疗。此为阴血不足，虚热上扰，经气不畅，络脉瘀阻不通。当以养血散热为治。处方：熟地黄10g，当归10g，白芍15g，川芎6g，菊花10g

（后下），夏枯草 30g，白芷 10g，羌活 10g，蝉蜕 6g，连翘 10g，玄参 30g，知母 15g。15 剂，水煎服。

二诊：服药期间眉棱骨疼痛未发作，尿中蛋白（＋＋），免疫球蛋白 IgA4.2mg/L，其他正常，舌质淡红，苔薄白，脉沉弱。眉棱骨疼痛缓解暂不治疗，今日尿蛋白加重，与感冒有关，属正虚挟湿热。以益气健脾、清热利湿为治。处方：炒白术 10g，茯苓 10g，连翘 10g，赤小豆 30g，芡实 30g，蝉蜕 6g，白茅根 30g，生地黄 10g，土茯苓 20g，生黄芪 30g，知母 15g，生甘草 6g。15 剂，水煎服。

三诊：服药后病情无明显变化，尿中蛋白（＋＋），红细胞 2~4 个/Hp，舌质淡红，苔薄黄，脉细。上药乏效，仍应从肾阴不足考虑。阴血不足，内有郁热，是其基本病机。以补肾清热为法。处方：生地黄炭 30g，山茱萸 10g，生山药 15g，泽泻 10g，牡丹皮 10g，茯苓 10g，连翘 10g，芡实 30g，蝉蜕 6g，地肤子 15g，知母 10g，黄柏 6g，竹叶 10g。15 剂，水煎服。

四诊：服上药后效果良好，5 年来尿蛋白第 1 次全部消失，隐血（±），面部素有痤疮，偶有头懵，睡眠浅，大便正常，舌质淡红，苔薄白，脉细。上方再加凉血利尿之品，巩固治疗。以补肾清热凉血为法。处方：生地黄炭 30g，山茱萸 10g，生山药 15g，泽泻 10g，牡丹皮 10g，茯苓 10g，连翘 10g，芡实 30g，蝉蜕 6g，地肤子 15g，知母 10g，黄柏 6g，竹叶 10g，小蓟 15g，板蓝根 30g，瞿麦 15g。15 剂，水煎服。

本案辨证既注重辨有症状之证"眉棱骨疼痛，以攒竹穴为重"，乃太阳经气血不足，络脉瘀滞，风热上扰，急则治标，以四物汤加味，养血散热，眉棱骨疼痛愈；更要重视辨无症状之证"平时易上火，休息后疼痛可以缓解"，说明素体阴血亏虚；同时结合病史，又辨微观之证"肾病 5 年，尿蛋白（＋~＋＋）"，属证中"隐证"。肾阴亏虚，虚火内生，固摄无权，以知柏地黄汤加味，补肾清热，凉血止血，尿蛋白消失。

4. 辨宏观之证与微观之证，注意其因　所谓宏观之证，是指具有明显症状表现的证候，容易观察到，也容易辨识；而微观之证则相反，由于受条件的限制，或受诊疗水平的限制，不容易发现或辨识，不能找到疾病真正的病因所在。因此，必须把宏观之证与微观之证有机地结合起来，抽丝剥茧，找到症结，求因论治。各种疾病都有其致病之因，由于人的体质不同和自然气候变化的复杂性，在感受六淫之邪以后，往往出现"互见互化"的情况。所谓互见，是指同时感受两种以上病邪而发病；所谓互化，是在一定条件之下，可以出现互相转化。所以在研究外界气候变化与疾病发生的关系时，必须注意人体的内在因素。内伤也是如此，如"五志"化火，食积化火，饮冷化寒等，都与人的体质有一定关系。可见治病求因重要，求因中之因则更重要。故《素问·至真要大论》说："有者求之；无者求之；盛者责之，虚者责之。""有者"是有邪，或有此症状，是宏观之证；"无者"是无邪，或无此症状，是微观之证；都要追求其原因。微观还应微到证之最小偏颇处，临床上会其意，探其微，在治疗上方能丝丝入扣。

病案1　尹某，男，71岁。2005年6月20日就诊。

初诊主诉：咳嗽右胸痛1月余。1年前发现右甲状腺癌，在某医院行部分切除术。近2个月出现咳嗽，吐白色泡沫样痰，右胸疼痛，活动后胸闷，自汗多，黎明时恶寒，食欲可，大小便正常，舌质红苔白厚，脉数大。胸片示：右胸腔积液。此为郁毒内结，肺失通调，水液内停，宣降失司之证。当涤浊解毒。方用涤浊汤加味。处方：苇根30g、冬瓜仁30g、生薏苡仁30g、桃仁10g、桔梗15g、猪苓30g、雄黄0.2g（冲）、延胡索15g、白芥子10g、重楼10g、生地黄30g、茯苓15g、甘草10g。25剂，水煎服。

二诊：服药后仍咳嗽吐黄痰，痰中有血丝，胸痛加重，夜不能寐，舌质淡红，苔薄黄，脉大。肺中郁热明显，涤浊中加重清肺之品。处方：苇根30g、冬瓜仁30g、生薏苡仁30g、桃仁10g、桑叶30g、桑白皮10g、地骨皮10g、桔梗15g、黄芩15g、白花蛇舌草30g、延胡索20g、生白芍30g、海浮石30g、甘草10g、炒麦芽20g。30剂，水煎服。

三诊：服药后胸痛、咳嗽较前减轻，痰中已无血丝，食欲缺乏，乏力，舌质红，苔黄厚腻，脉大。涤浊化痰解毒，方案不大调整。处方：苇根30g、冬瓜仁30g、生薏苡仁30g、桃仁10g、桔梗15g、制半夏10g、茯苓12g、陈皮10g、豆蔻10g、海浮石30g、炒神曲10g、猪苓30g、甘草6g、延胡索10g。30剂，水煎服。

本案咳嗽吐白色泡沫样痰，右胸疼痛，活动后胸闷，自汗多，黎明时恶寒，是宏观之证；胸片示右胸腔积液，是其微观之证。求其所因，乃甲状腺癌切除后，正气虚弱，邪毒侵肺，肺失宣降，通调失职，水津失布，饮停胁下所致。邪毒痰饮皆浊邪之类，辨病注意浊毒蕴肺，治疗注意涤浊荡邪，勿失其宜。方用涤浊汤加味，收效良好。

病案2　刘某，男，77岁。2005年4月6日就诊。

初诊主诉：汗血半年。不明原因出现汗液呈红色，洗手洗足水也呈红色，穿白色内衣可染成红色，几日不洗脚，血色凝于皮肤，近半年出汗不多，双膝以下水肿，时头晕，口干口苦，大小便正常。诊断为汗血。证属心肺郁热，迫血外泄所致。治以清心泻肺。处方：连翘12g、金银花15g、生地黄炭30g、紫草10g、牡丹皮10g、白茅根30g、槐花30g、桑白皮10g、地骨皮10g、赤小豆

30g，甘草 6g，炒麦芽 20g，陈皮 10g。10 剂，水煎服。经随访，上药尽剂而病告愈，至今未发。

汗血临床少见，《诸病源候论》认为与心肝有关，《血证论》认为与心肝肺有关，因心主血脉，汗为心之液，肺主皮毛，司腠理开合，心血不足，心火亢盛，灼伤肺金，开合失司，心液外泄，发为汗血。治以清心泻肺，凉血止血为大法。药用生地黄炭、连翘，滋阴清心；金银花、桑白皮、地骨皮，泻肺中伏热；紫草、牡丹皮、槐花，凉血止血；白茅根、赤小豆，导热下行，使邪有出路。全方以清热凉血为则，使血复其常道，而血汗止矣。本案汗液呈红色，洗手洗足水也呈红色，血色凝于皮肤，是宏观之证；腠理开合失司，心液外泄，是其微观之证。求其因，乃患者年近八旬，阴精亏虚，心血不足，心火亢盛，灼伤肺金所致。

5. 辨顺逆之证与险恶之证，注意其逆　顺逆之证与险恶之证关乎神。《灵枢·天年篇》曰："失神者死，得神者生也。"以脉象言，具有冲和之象谓有神，乿、牢、代、疾脉，乃危候之脉；以脉证言，脉证相应是顺证，不相应是逆证；以形证言之，《景岳全书·传中录》说"目光精彩，言语清亮，神思不乱，肌肉不削，气息如常，大小便不脱，若此者，虽其脉有可疑，尚无足虑，以其形之神在也；若目暗睛迷，形羸色败，喘急异常，泄泻不止，或通身大肉已脱，或两手寻衣摸床，或无邪而言语失伦，或忽然暴病即沉迷烦躁，昏不知人，或一时卒倒即眼闭口开，手撒遗尿，若此者，虽其脉无凶候，必死无疑，以其形之神去也"。从大类来说，疾病不外乎顺、险、逆三种情况，绝大多数是顺易之证，治之较易。但少数险恶之证，若辨证、治疗失当或失误，就会危及患者生命。因此，临证之时，尤要注意其逆。

病案 1　孟某，男，3.5 岁。2006 年 4 月 14 日就诊。

初诊主诉：智力运动性倒退 2 年。患儿约 1 岁 3 个月时发现智力倒退，表现为 1 岁会拍手，会说"再见"，喊"爸妈"之后，理解语言逐渐下降，运动倒退。目前瘫痪在床，呼之不应，双手不自主徐动，无抽搐，病情进行性加重；夜间咬牙，牙已咬掉很多；夜间烦躁，哭闹；舌质红，苔薄微黄，脉浮大。曾用中药、西药、针灸等许多方法治疗，效果不明显。在北京某大学医院诊查为神经轴索营养不良症，并说只能活 10 岁，此例为全国第 3 例。神经系统检查：眼球震颤（＋），舌颤（＋），双侧肱二头肌、三头肌膝腱反射与跟腱反射均亢进，掌下颌（＋），巴氏征（＋），肌张力高，诊断为痿证。证属脾胃湿热下注，伤肝伐肾，阴精耗损，水亏火旺，骨枯髓减，元神失养，发为痿证。处方：盐黄柏 6g，盐知母 6g，生地黄 3g，熟地黄 3g，龟甲 15g（先煎），麦冬 6g，天冬 6g，桑白皮 6g，地骨皮 6g，石斛 10g，生麦芽 10g，川牛膝 6g，节菖蒲 3g，郁金 3g。10 剂，水煎服。

二诊：前 6 剂药效果好，服药后感到好转，会大便，现仍咬牙，吃饭呛，哭闹少，初诊症状仍在，指纹左紫暗，舌质淡红，苔薄微黄，脉浮大。处方：盐黄柏 6g，盐知母 6g，生地黄 3g，龟甲 10g（先煎），麦冬 6g，竹叶 6g，栀子 6g，石斛 10g，炒枳实 6g，茵陈蒿 10g，通草 3g，桃仁 4g，红花 3g，生龙骨 10g（先煎），生牡蛎 10g（先煎），赤芍 6g，生石膏 15g，生甘草 3g，郁金 3g，玄参 10g。15 剂，水煎服。

三诊：服药后继续好转，会大便，会笑，睡眠好转，仍咬牙，吃饭呛较前少，夜间哭闹少，舌质淡红，舌苔薄，脉细。照上方加怀牛膝 10g，节菖蒲 3g。15 剂，水煎服。

四诊：症状依然，夜间咬牙重，吃饭仍呛，腹胀，易汗出，指纹暗，脉细。处方：生地黄 6g，熟地黄 3g，当归 6g，白芍 6g，生山药 10g，山茱萸 6g，泽泻 3g，牡丹皮 3g，茯苓 3g，盐知母 6g，盐黄柏 3g，桃仁 3g，红花 3g，薄荷 2g（后下），川芎 2g，炒麦芽 10g，陈皮 3g，大黄 3g（后下），桑叶 6g，龟甲 10g（先煎）。15 剂，水煎服。治疗有效，但取效缓慢。

本案患儿神情委顿，痴呆不语，夜间咬牙，烦躁哭闹，咳嗽少痰，瘫痪在床，呼之不应，双手不自主徐动，脉浮大，处于无神状态，病情笃重。源于脾胃湿热内蕴，上犯于肺则肺热叶焦，下及肝肾则伤肝损肾，阴精耗损，水亏火旺，骨枯髓减，元神失养，治疗颇难。治以甘露饮合大补阴丸加减，清利湿热、滋阴降火，使肺脾胃之湿热渐清，肝肾阴精渐复，初见小效。此乃重证只能缓缓图之，西医谓之只能活到 10 岁，不无道理，但未免言之过重。

病案 2　宋某，男，49 岁，工人。2005 年 12 月 21 日就诊。

初诊主诉：腹泻心悸、头晕、身乏力 4 个月余。长期饮酒，曾住院治疗 3 次乏效，西医诊断为酒精性肝病、酒精性心肌病、酒精性神经病病变并肌萎缩、小肠吸收不良综合征并重度营养不良。现症：腹泻，每日 10 余次，水样便带不消化食物，肠鸣，便后小腹痛，小腹畏寒，得暖觉舒，心悸，头晕，身乏力，小便可，纳少，食后即泻，身体消瘦，手凉，舌质暗红，苔黄厚腻，脉沉细。理化检查：结节性甲状腺肿，腺瘤不能排除。诊断为泄泻。乃脾胃阳气衰败，湿浊瘀热内生，清阳不升，清浊杂下所致。治宜燮理法。方用山前汤加味（经验方）。处方：炒山楂 15g，生山楂 15g，炒车前子 15g（包煎），生车前子 15g（包煎），赤石脂 30g，干姜 10g，炒山药 15g，生山药 15g，禹余粮 30g。4 剂，水煎服。

二诊：服药后症状无减轻，大便每日 8～10 次，不成形，夹杂不消化食物，便后腹痛，头晕，颈软，头倾，心悸乏力，腿痛，情绪不稳定，痛苦欲死，舌质瘀暗，舌苔厚腻黄，脉沉弱。处方：党参 15g，麦冬 10g，五味子 10g，山萸肉 10g，生黄芪 30g。10 剂，水煎服。

三诊：服上药仍大便溏，腹痛便后不解，头晕乏力，恶心，舌质暗红，苔黄厚，脉沉弱。此虽正虚较甚，但邪实更甚，邪不去则正难安，乃更方。处方：制半夏 10g，陈皮 10g，茯苓 10g，猪苓 10g，泽泻 10g，厚朴 10g，炒苍术 10g，葛根 15g，黄芩 10g，黄连 3g，白扁豆 30g，炒山药 30g，独活 3g，羌活 3g，干姜 10g，党参 15g，生甘草 3g。8 剂，水煎服。

四诊：大便每日 1~2 次，不太稀，消化不良，食少，乏力，舌苔厚黄灰，舌质偏淡，脉沉弱。处方：制半夏 10g，陈皮 10g，茯苓 10g，猪苓 10g，车前子 15g（包煎），炒苍术 15g，炒白术 10g，炒白扁豆 30g，炒山药 30g，葛根 10g，黄芩 10g，黄连 3g，豆蔻 6g（后下），佩兰 6g（后下），砂仁 3g（后下），生甘草 3g。10 剂，水煎服。

五诊：病情好转，大便每日 1~2 次，质软，纳少运差，身困倦，舌苔灰厚（吸烟），舌质偏淡，脉沉弱。照上方加佛手 3g，炒麦芽 10g，党参 10g，生黄芪 10g。10 剂，水煎服。

六诊：服药后仍乏力，纳少，大便每日 1 次，较成形，腹胀，仍有恶心，舌质暗红，舌苔黄厚腻。处方：党参 15g，茯苓 10g，炒白术 10g，炒山药 30g，炒苍术 15g，豆蔻 6g（后下），草豆蔻 6g（后下），砂仁 3g（后下），炒麦芽 15g，炒神曲 6g，鸡内金 6g，车前子 15g（包煎），升麻 6g，藿香 3g（后下），炙甘草 3g。10 剂，水煎服，继续治疗。

本案患者长期酗酒，伤肝败胃，腹泻无度，大肉已脱，骨瘦如柴，心悸，头晕乏力，行走困难，手足欠温，舌质暗红，苔黄厚而浊，脉沉弱乏力，乃脾胃阳气衰败，湿浊瘀热内生之候。清阳不升，浊阴不降，正衰邪实，攻补为难，先治以燮理法，用山楂、车前子、山药生熟各半，平补平泻，协调阴阳，参以桃花汤、赤石脂禹余粮丸，涩肠止泻，效不显著。遵《内经》"湿盛则濡泻"之旨，以胃苓汤合桃花汤，健脾祛湿，涩肠止泻，明显见效。后以苦温燥湿与苦寒燥湿、健脾化湿与淡渗利湿结合，扶正与涤浊并进，燮理脏腑阴阳，缓缓图之。辨证之时注意"大肉已脱、泻下无度"为其恶候，治疗之时紧扣脾主运化，主升清，主肌肉是其关键。对于此例慢性重症，只能遣"王道"之药，进行调理，欲速则不达也。当知此症，预后不良。

病案 3　刘某，男，75 岁。2006 年 2 月 22 日就诊。

初诊主诉：18 年前发现"肺气肿"，间断性出现胸闷、气短、喘息，3 个月前受凉后再发。CT 检查：两肺大泡，肺气肿，右侧胸膜增厚。现持续吸氧，胸闷，气短，喘息动甚，稍微活动则身发颤，手腿颤，二便失禁，晨起咽部有痰，咳吐不利，大便不干，平素身畏寒，舌质暗红，苔黄乏津，脉数弦大。诊为哮喘。证属浊邪阻肺，郁而化热，热灼肺气，肺失清肃，宣降失常。宜用涤浊法。方用涤浊汤（经验方）加味治之。处方：苇根 30g，冬瓜仁 30g，生薏苡仁 30g，桃仁 10g，猪牙皂 6g，海浮石 30g（包煎），桔梗 10g，黄芩 10g，炒紫苏子 6g，桑白皮 10g，地骨皮 10g，葶苈子 15g（包煎），大枣 6 枚（切开为引）。10 剂，水煎服，每日 1 剂。

二诊：咳嗽吐痰减轻，仍胸闷、气喘，活动后明显，气短，心悸，食欲欠佳，口干口渴，大便每日 4~5 次，尿频有解不尽感，活动时颤动，舌质暗，苔白厚，脉弦大数有减，可以间断吸氧。患者属本虚标实，心肺俱衰，但邪实明显，以祛邪为主，扶正为辅。处方：苇根 30g，冬瓜仁 30g，生薏苡仁 30g，桃仁 10g，海浮石 30g（包煎），桔梗 10g，黄芩 10g，炒紫苏子 6g，当归 6g，桑白皮 10g，地骨皮 10g，葶苈子 15g（包煎），党参 15g，麦冬 10g，五味子 10g，生甘草 6g，炒山药 30g，茯苓 10g，大枣 6 枚（切开为引）。10 剂，水煎服。

三诊：胸闷、气喘减轻，食欲增强，活动时气短，心悸，舌质淡红，苔白腻，脉中取则弦，按之则软。处方：党参 15g，麦冬 20g，五味子 10g，生甘草 6g，炒山药 30g，山茱萸 10g，苇根 30g，冬瓜仁 30g，生薏苡仁 30g，海浮石 30g（包煎），百合 20g，炙麻黄 3g，大枣 6 枚（切开为引）。10 剂，水煎服。先后加减服药 3 个月余，病情明显好转。

本案患者年逾古稀，正气虚弱；病程 10 余年，呼吸困难，张口抬肩，气不接续，稍微活动则身发颤，手腿颤，二便失禁，脉弦大而数。正虚邪实，既是重症，又是险症，既有心、肺、肾气虚衰，又有痰、湿、热瘀阻滞，治疗颇为棘手。根据正邪盛衰，权衡攻补利弊，结合临证经验，首先使用涤浊法，方用涤浊汤合葶苈大枣泻肺汤，荡涤肺中浊阻之邪，以安其清肃之所；继则攻补兼施，以攻为主，以补益心、肺为辅，方用涤浊汤合生脉散，益气养阴；终则以扶正为主，健脾补肺，培土生金，杜绝生痰之源，滋阴补肾，培补肺气之根，涤浊宣肺为辅，以顺肺性。治疗此类疾患，总以"涤浊"为治，适当加入他法，往往取得良效。至少可以减缓肺气肿加剧之进程。

6. 辨正治之证与误治之证，注意其伤　在具体病例的整个诊疗过程中，经常会出现反复判断的情况，如首次判断错误，后来又作出正确的判断，这一过程可以是对他人所作错误判断的纠正，也可以是医者自己误诊所作错误判断纠正。这是认识的深化过程，是认识由不正确到正确反映疾病本质的过程，亦是一次性判断与反复判断相统一的过程。即使判断正确，亦需反复判断。许多疾病，尤其是慢性疾病，很难一药而愈，往往需要较长时间的治疗才能获效。

因此就少不了复诊的问题。初诊重要，复诊更重要，可以说复诊是认识疾病的深化过程。从临床所见，复诊患者大致有四种情况：一是有效，二是无效，三是加重，四是出现不良反应。对于药后有效的患者，一般比较好处理，或不必再药，或效不更方，或做些微调，渐治渐佳。对于药后无效的患者，要细审之，往往有以下几种情况：一是辨证、用药均无差误，多因为病程长，正气虚、邪气未伏，果真如此，应坚持用原方，不要轻易改弦更张，否则会越改越乱；二是首次辨证用药不妥，此应当机立断，及时纠正；三是有些患者取了多剂药，首服数剂，效果很好，继服效果不好了，这可能是药应变而未变的（疾病是动态的）缘故。此外也应注意到患者自身的因素，如饮食、起居、情志变化等。从医生来说，要多责之于己。对于药后加重的患者，除用药失当外，常有药性与病性相争较剧，而表现出病情加重之象，必须区别对待，慎而重之。对于药后出现不良反应，如呕吐、皮肤瘙痒、腹痛、腹泻等，要查其所因，各得其宜。总之，医生对患者服药后的每个变化，都须认真对待，切不可粗枝大叶，以遗人夭殃。所以说，医生治病，要能知误。既能知他医之误，又能知自己之误，误必纠之。最怕不知误或讳误。因此，在纠误过程中，始终要注意"伤"字。

病案 1　王某，女，65 岁。2006 年 1 月 25 日就诊。

初诊主诉：持续性发热 2 个月。无明显诱因，发热从下午 2 点到次日凌晨 6 点，体温 37.3~38.8℃，无恶寒，夜晚自汗、盗汗，晨起身乏力，腿沉困，下午、夜晚口渴，饮水多，口苦口干，二便调，眠差，纳少，食欲差，舌质紫暗，苔黄腻厚偏干，脉数有促象。在当地查胸腹部 CT、血培养、痰培养、结核抗体、肾功能等均无异常发现。既往有心律失常、浅表性胃炎、十二指肠球部炎、脑梗死、失眠 1 年病史，服地西泮（安定）2 片，能休息 5~6 小时，此为邪伏膜原之证。方用达原饮化裁。处方：厚朴 10g，槟榔 10g，黄芩 10g，草果 6g，知母 10g，生白芍 20g，柴胡 10g，白茅根 30g，滑石 30g（包煎），青蒿 30g，生石膏 30g，生甘草 6g。10 剂，水煎服。

二诊：服上药期间配服大复康，体温可降至 37.2℃ 以下，停用西药则体温升高。仍低热，体温 37.5℃，无恶寒，汗出，口唇脱皮，下午口渴饮水减少，痰转白，嗳气频，食欲减退，大便溏，脉细数。守方加强养阴之品。处方：厚朴 10g，槟榔 10g，黄芩 10g，草果 6g，知母 10g，生白芍 20g，柴胡 10g，白茅根 30g，滑石 15g（包煎），竹叶 10g，生石膏 30g，白薇 15g，制鳖甲 30g（先煎），炒麦芽 20g。10 剂，水煎服。

三诊：服上药自觉双下肢酸沉，体温不稳定，37.5℃ 左右，盗汗，下午体温较上午高，夜间 11 点到凌晨 2 点时高，口干，下午饮水多，纳差，二便可，噫气，舌质淡暗胖，苔白厚腻，脉细。上按邪伏膜原治之乏效，今以阳经郁火治之。处方：葛根30g，升麻10g，柴胡10g，羌活6g，独活6g，防风10g，白芍10g，党参10g，白茅根30g，车前草30g，生甘草6g，天花粉10g，生姜3片，大枣4枚（切开为引）。15剂，水煎服。

四诊：近期体温波动较大，中午睡醒时体温37.4℃，20分钟后体温自降至36.5℃左右，服药期间有2天体温下降，无盗汗，近2天，午后体温升高至37.4℃左右。晚间热，自扪肌肤热；口干口黏，饭后嗳气，脘部痞实；大便干，2天1次；睡眠差，口干时上午不欲饮；午后欲饮；气短乏力，面色萎黄，语声低弱，舌欲溃疡；舌质暗，苔白厚，脉沉滞。处方：杏仁10g，豆蔻10g（后下），生薏苡仁30g，厚朴10g，清半夏10g，竹叶10g，滑石30g（包煎），通草6g，青蒿30g，黄芩10g，生甘草6g。10剂，水煎服。2006年4月7日来告服上药低热渐除。

本案患者有不寐及卒中病史，近2个月出现发热无恶寒，自汗，盗汗，口干，口苦口渴，纳差，舌质暗苔黄厚，按邪伏膜原，治以柴胡达原饮病情无减。细问症状，有出气热，小便黄，噫气，疑为阳经郁火，以升阳散火汤，以发散郁火，初见小效。自扪肌肤热，大便干，2天1次，脘腹痞满，苔白厚，仍口干，口苦，此为上、中、下三焦俱病，湿热弥漫，用三仁汤加味宣畅气机，清利湿热，病情渐好。由此可见，治疗疾病的过程，也是认识疾病的过程，对病情复杂，寒热、虚实难以在初诊辨明者，应重视复诊。在三诊时，明了治疗的得与失，及时调整治疗的方案及用药，才能渐治渐佳。

病案2　王某，男，74岁。2005年9月21日就诊。

初诊主诉：后半夜胃痛1年余。每晚2点多胃痛，嘈杂不适，按揉觉舒，伴烧心，无泛酸，无噫气，不能食生冷及硬食，大便有时干，每日1次，小便夜频；眠差，纳少，夜晚口干；近10余日感冒，咳嗽，吐黏痰，咽痒；舌质红，苔黄腻，脉沉弱。诊断为胃痛（脾胃虚寒）。此为脾胃虚弱，运化无力，积滞内停，气机郁滞所致，故见胃痛之证候。治用灵动法，健脾和胃，理气止痛。方以健脾丸加减。处方：党参10g，炒白术6g，茯苓10g，制半夏10g，陈皮6g，砂仁3g（后下），草果3g，草豆蔻3g，黄连3g，重楼10g，延胡索6g，煅瓦楞子15g，决明子20g，杏仁10g，生甘草6g。7剂，水煎服。

二诊：服药4剂，呕吐，血压升高，遂停服。症状同前。舌质红，苔黄（染苔，服甘草片），脉细。从痰热治之，方以黄连温胆汤加减。处方：制半夏10g，陈皮10g，茯苓10g，炒枳实10g，竹茹15g，黄连3g，佛手3g，炒麦芽20g，生甘草6g。6剂，水煎服。

三诊：服药后呕吐止，咳嗽愈，仍胃痛吞酸。此为木土壅郁。以越鞠丸、小柴胡汤、丹参饮加减。处方：川芎 10g，炒苍术 10g，炒神曲 10g，栀子 6g，制香附 10g，柴胡 10g，黄芩 10g，制半夏 10g，党参 10g，丹参 30g，檀香 3g（后下），砂仁 3g（后下），生姜 3 片，大枣 3 枚（切开）。6 剂，水煎服。随访，临床治愈。

　　患者年逾古稀，脾胃虚弱，运化无力，水停成为湿，食停成为积，湿积内生，阻滞气机，气机失和，郁久生热，故胃痛嘈杂烧心；复因感冒，风邪袭肺，肺失宣肃，咳嗽吐痰。权衡正邪盛衰，则正虚不甚，邪实不重，故施以灵动法。以健脾丸加减，治疗乏效，出现呕吐、血压升高。详审病证，胃有痰火，参、术有碍，胃气上逆，改用黄连温胆汤加减。药后呕吐止，咳嗽愈，仍胃痛吞酸，此系木土壅郁，以越鞠丸、小柴胡汤、丹参饮加减，效果较好。纵观治疗过程，初诊不应，二诊详审，知误何处，速更方药，病情好转。效又更方，此为病机有变，当药随证变，治不失度。虽三易其方，然其法乃一，俱属"灵动法"之活用。

　　以上是治疗内科杂病临证思辨的主要方法，具体到临床实践中，可以用一种方法，也可以两种或多种方法结合使用，圆机活泼，不失其宜。勿刻舟求剑，勿胶柱鼓瑟。在辨证过程中，还应注意综合、撮要、分析、识变、烛幽等，做到由此及彼、由表及里、去伪存真。

三、方药功夫

　　作为合格的中医师，必须会遣方、用药。遣方即医生治疗疾病时开出的药方。按照立法原则，由多少不等的药味所组成，通过周密的组方，药物可以更好地发挥其作用。根据病证不同，方子规格也各有不同。金代成无己把方的组成归纳为大、小、缓、急、奇、偶、复，称为七方，直到现在仍有重要指导价值。

　　遣方如派兵。派兵要有兵可派，而且要有更多的兵可派。遣方也是如此。如果一个医生掌握的方子不多，到用方的时候就困难了。中医的方，历代以来，浩如烟海，谁也不能把它都记在脑子里，但常用的基本方却不可不记，如最常用的经方、时方和经验方。经方数量不大，其识见高明，用意深远，奥妙无穷，只要用之得当，效如桴鼓，故有曰"能起大病者经方也"；时方内容更为丰富，适应面更宽，疗效亦很显著，是中医治疗的发展，应多读多记；经验方包括他人和个人的经验方，有些还是独特的。我以为，多读方，多记方，既可以便于临床应用，又是自己组方的基础，多多益善。

　　但需说明，疾病是千变万化的，也是很复杂的，有些方子对证，有些方子不一定完全对证，因此，就要灵活加减变化，或取其方义，或化裁其方，务求与病相符。正如清·吴仪洛在《成方切用》中说："病有标本先后，治有缓急逆从，医贵通变，药在合宜。苟执一定之方，以应无穷之证，未免虚虚实实，损不足而益有余，反致杀人者多矣。用方之切于病，岂易易哉。"清·汪讱庵在《医方集解》中也说："庸医浅术，视之懵如，乃拘执死方以治活病，其不至于误世殃人者几希矣。"汪氏之言，决不是不要成方，而是说如何活用其方，不能以词害义。

用药与遣方的关系最为密切，辨证的落脚点在用方用药。药用的是否恰当，直接关系到疗效。譬如作战，即使战略战术正确，若兵不精或用兵不当，也是难以取胜的。要想把药用好，需注意以下几个方面：一要熟悉每味药的性能。中药品种各异，其性味功能也各不同，很多药物性能并不单一。如玄参既能清火解毒，又能养阴生津；鳖甲既能滋阴清热，又能软坚散结；大黄既能泻热通肠，又能破结行瘀；远志既能安神疗忘，又能治疮疡肿毒等。二要掌握药物用量的分寸。该用大量的不用大量为药疲于病，不该用大量的用大量为药过于病，过与不及，同属于失。三要明确处方中药与药用量的比例。在一个处方中，有些药可用至30g或更多，有些药用量数克或更少，有的必须等量使用。同时根据病症新久不同，用量也有讲究。如久咳须佐用汗透，深痹须伍用驱风，但分量要轻，否则有开门引盗之误。四要注意药物的炮制。通过炮制，药物性能会有改变。如大黄生用则泻力大，炭用则泻力小并能止血；干姜生用则温中散寒，炭用则温经止血；红花生用则活血散瘀，炭用则散瘀止血等。如油、盐、醋、蜜、糖、酒等，也是制药必备。五要注意鲜药的使用。有些药鲜用比干用好，如白茅根、苇根、竹叶、石斛、车前草等生用较佳。前人也很重视鲜药的使用，四生丸即是其例。

四、文学功夫

中医理论博大精深，玄奥难穷，中医书籍浩如烟海，汗牛充栋，要学好中医，用好中医，没有深厚的古汉语知识是比较难的。试观历代的大医家，都有很深厚的古汉语底蕴。我幼上私塾，诵读经史，对"四书""五经"包本背诵，为后来学好中医奠定了古文学基础。试观古今精于医者，无不文理精通。文是基础，医是楼，文理不通则医理难明，学好古文当是学好中医的基本功之一。秦伯未说过："专一地研讨医学可以掘出运河，而整个文学修养的提高，则有助于酿成江海。"（《秦伯未医文集》）。我还懂得音韵，常写旧体诗以抒发情怀，如"夏日闲吟"云："南山当户户常开，且喜清风日日来，一曲瑶琴能惬意，仰观明月净灵台。"平素喜爱音乐，自学拉二胡，自娱自乐。上私塾讲究写毛笔字，奠定了写毛笔字基础，故在业余时间也常练习书法，以陶冶性情。看来这些虽不属于医学内容，但它与医学有着相互启迪、相互连通的关系，都可以增强心有灵犀的亮点，扩大知识内涵，达到一专多能的效果。

　　总之，医生功夫是多方面的，其内涵非常丰富，要达到相当高度和深度是很不容易的。功夫必须常练，越练越熟，越练越扎实，越练越巧，越练越能得心应手。

谈治病求本

本，是本始、根本、由来之意。宇宙间各种各样的现象，都有它的真实本质。与本相对的就是标。所谓标，是指次要和现象而言。一般说来，现象是本质的反映，有什么样的本质就反映出什么样的现象，现象与本质是一致的。然而事物的变化是错综复杂的，往往有现象与本质不一致的，通常叫做假象。从疾病来说，人的个体有差异，病情有兼杂，也往往出观现象与本质不一致的病证。鉴于此，透过观象去认识疾病的本质，是医者首务之急。所以《素问·阴阳应象大论》说："治病必求于本。"此"本"指阴阳而言。张景岳则阐明其义说："本，致病之原也。人之疾病，或在表，或在里，或为寒，或为热，或感于五运六气，或伤于脏腑经络，皆不外阴阳二气，必有所本。故或本于阴，或本于阳，病变虽多，其本则一。知病所从生，知乱所由起，而直取之，是为得一之道。譬之伐木而引其柢，则千枝万叶莫得弗从矣。倘但知见病治病，而不求其致病之因，则流散无穷。"历代医家，凡技术高明、疗效显著者，莫不遵循这个原则而后然。在祖国医学里，很早就有这样几句话，即"见痰休治痰，见血休治血，无汗不发汗，有热莫攻热，喘生休耗气，精遗不涩泄，明得个中趣，方是医中杰"。这是治病求本之理，也是治病求本的真知灼见之言。辨证、立法、用方这三个环节缺一不可，若有一个环节不精不细，就会影响治疗效果。而辨证是其中最重要的一个环节，假若证辨错了，其立法用方自然也就错了。究而言之，辨证就是求本。

一、求病因之本

各种疾病，都有其致病之因，既有其因，就必须求其因。然而疾病的原因又非常复杂，有因外感六淫而得的，有因内伤七情而得的，有因饮食劳倦而得的，有因外伤而得的，亦有因瘀血痰饮而得的。但痰饮、瘀血并非原始病因，而是脏腑功能失调的病理产物，它能直接或间接地作用于机体的某些脏腑组织，引起各种疾病，所以也称它为致病因素，有人说它是第二致病因素，也有其一定道理。固然，各种疾病都有其致病之因，但由于人的体质不同和自然气候变化的复杂性，在感受六淫之邪以后，往往出观"互见互化"的情况。所谓互见，是指同时感受两种以上病邪而发病；所谓互化，就是在一定条件之下，可以出现相互转化。所以在研究外界气候变化与疾病发生的关系时，必须注意到人体的内在因素。不仅外感是这样，内伤也是如此。如"五志"化火，食积化火，饮冷化寒等，都与人的体质有一定的关系。由此可见，治病求因重要，求因中之因则更为重要。临床上都必须下功夫探求各种致病之因，而后从因施治，方可无误。故《素问·至真要大论》说："有者求之，无者求之，盛者责之，虚者责之。""有者""无者"是指有邪或无邪，有邪者辨其邪，无邪者辨其虚。也有人认为"有者""无者"，是指有此症状和无此症状而言。有此症状的就要追求它发生的原因。应有此症状而反不发生此症状的，也要追求它不发生的原因。此两种解释虽有不同，但从求因的实质精神来看则是一致的。每一个疾病所出现的症状，是错综复杂的，症状所表现的虚实，往往不等于实际的虚实。同时，同一实证和虚证，情况也有所不同。如实证应下者，尚有三承气之别；虚证应补者，亦有气血阴阳之分。如果不研究其盛何以盛，其虚何以虚，就失去了辨证求因的原则要求和实际意义。

1973 年，我与某老师协同治一湿热为患且较严重的脚气病，就是求因而治愈的。患者，男，57 岁，某化工厂锅炉工人。因劳动后用装过化学漆的铁桶储存的水加温洗澡，第 2 天即感不适，继之右足胫水肿，不数日，整个右下肢肿胀欲裂，疼痛亦较严重。当地医院先诊为过敏，后诊为栓塞性静脉炎，曾用过各种抗过敏药物和消炎药物，中药亦曾用过清热解毒，活血化瘀之剂，辗转月余，病势日增，谓非截肢不可。患者不同意手术，乃来郑州就医，经某医院检查，亦谓非截肢不能治。患者仍不同意手术，随就诊于中医学院。我同某老师会诊，症见右下肢焮热红肿，肿势很重，小腿和足部发红而紫黯，不能伸屈，舌苔厚腻而黄，舌质紫暗，脉象滑数有力。但体温一直不高，白细胞数量正常。根据患者发病的整个情况来看，乃为劳后汗出肌疏，感受水湿之邪而致。由于水湿之邪瘀阻经络，压抑脉道，郁而化热，郁而致瘀，瘀和热是病之标，湿是病之本，此属湿脚气之重证。即以鸡鸣散加减投之。处方：木瓜 30g，吴茱萸 12g，陈皮 12g，防己 12g，紫苏叶 12g，槟榔 12g，苍术 12g，黄柏 12g，土茯苓 30g，薏苡仁 30g。水煎服。患者服第 1 剂后即觉见效；经加减服至 30 剂后，能下地行走；服 60 剂后，基本恢复正常，欣然返回原单位，继续服中药治疗。随访 3 年，健康如常。此治疗期间，未用任何西药。

二、求病机之本

病机，是疾病发展变化中最关紧要和最本质的部分。正如张景岳所说："机者，要也，变也，病变所由出也。"所以中医在审察疾病时，非常重视病机，只要把病机真正找出来了，理、法、方、药的运用必然合拍而恰当，治疗效果也自然显著而迅速。诚如唐代王冰所说："得其机要，则动小而功大，用浅而功深。"反之，如果抓不住病机，或分析不出病机，在治疗上就难免有盲目性，甚至出现不良后果。故《素问·至真要大论》反复告诫要"审察病机""谨守病机"。究竟哪些算是病机呢？举例来说，如《素问》"病机十九条"就是病机的概括，它反映出中医辨证的基本方法，它把相同的病因出现不同的症状和相近似的症状而病因不同进行了概括性的归类，以便于同中求异，异中求同，这对于临床辨证，起到了执简驭繁的作用。再如《伤寒论》太阳经证，在治疗上，之所以有麻黄汤、桂枝汤之别，就在于病机不同。前者为表实，后者为表虚，表实和表虚，就是太阳经证中的具体病机，临床上只要把表实和表虚这个病机找出来了，麻、桂二汤的使用，也就各适其宜了。再从完整的概念来说，病机应包括发病、病因、病位、疾病的性质和传变等方面，它可分为具体证候的机制和疾病的总机制，二者是密切相关的，但后者具有普遍指导意义。如阴阳失调、邪正虚实和脏腑、经络、六气等病机，就具有普遍指导意义。兹就此再略述其义。

在正常生理情况下，人体阴阳经常处于相对平衡状态，即《素问·生气通天论》所说"阴平阳秘，精神乃治"。若因为某种原因，平衡协调遭到了破坏，即有偏胜的状态出现。有偏胜就有偏衰，偏胜偏衰，就是病理状态。尽管疾病有多种多样，若从阴阳这个原则来分析，总不外乎阴阳的偏胜偏衰。所以分析疾病首先要分析出阴阳的偏胜偏衰，偏胜偏衰的症状出现，可概括为"阳虚则外寒，阴虚则内热；阳盛则外热，阴盛则内寒"。这种概括，可以说是由博返约、至精至要之言。明于此，乃能触类旁通，探精入微。如阴虚这种证候，就应辨出几种不同情况：一为阴虚而相对的阳盛，此非阳之过盛，乃阴之不足，显得相对的阳盛，在治疗上应采取滋阴以配阳，即"壮水之主，以制阳光"的治法，亦即《素问·至真要大论》所说"诸寒之而热者取之阴"之理，可用六味地黄汤治之，或加桂附以引火归原，导龙入海，若妄用苦寒，则有损阳之弊；一为阴虚而火旺，即既有明显的阴虚，又有明显的阳盛火旺之象，宜用大补阴丸、知柏地黄丸之类以滋阴降火，不如此，则阴难复而火亦难平；一为水涸而火飞，多为温热病后期，真阴大伤，阳失而飞越，病势较重，应急予三甲复脉汤以滋水涵阳，挽救垂危。

总之，疾病的发生，可谓之阴阳失调，但引起失调的原因和失调后的变化是比较复杂的，临床贵于详辨。

1978年我曾治一阴阳失调的低热患者，男，26岁，干部。自述于1978年6月出现头痛，头晕、低热、四肢无力，失眠、食欲减退，形体瘦弱。经医院检查，均未找出低热原因，后就诊于我。根据其整体情况及治疗经过，诊为阴阳失调，且属阴阳俱不足并有阳浮之象。随以桂枝龙牡汤加味治之。处方：桂枝 9g，白芍 9g，生龙骨 30g，生牡蛎 30g，白薇 12g，制附子 9g，麦冬 12g，炙甘草 6g，生姜 9g，大枣 4 枚。水煎服。服药 6 剂，体温由 37.3℃ 降至 36.9℃，低热消失，精神、睡眠均转好。于此可见，治病必须审查阴阳的盛衰，以求其本。

三、求病性之本

所谓病性，是指疾病的性质。从大的方面来说，疾病的性质不外乎虚、实、寒、热而已。

虚与实，是体现人体正气与病邪相互斗争消长的病理。所谓实证，主要是指邪气过盛和机体功能亢盛，或机体正气虽伤而未衰，正气积极与邪气抗争，正邪相搏，其势俱盛，在临床上即出现一系列有余亢盛的证候，如白虎汤证、承气汤证。此即《素问·通评虚实论》所说"邪气盛则实"；所谓虚证，主要是指正气虚衰，功能衰弱，或正气不足以与邪气抗争，在临床上即出观一系列不足、衰退的证候，如四逆汤证、理中汤证，此即《素问·通评虚实论》所说"精气夺则虚"。形成虚证和实证，除与人体正气强弱有着重要关系以外，与病因性质和病程长短亦有密切关系。一般来说，外感六淫，或痰、食、血、水的停聚，常为形成实证的因素；阴阳气血不足，常为形成虚证的因素。从病程来说，疾病初期、中期多为实证，疾病后期或久病不愈多为虚证。实际上这与正气受损程度不同有关。在疾病发展变化过程中，邪正双方在疾病中的地位决定着疾病的虚实性质，同时疾病的转归也取决于正邪斗争的结果，正旺邪衰则病退，邪盛正衰则病进。所以我们在审查病机时，必须注意到邪正消长情况。由于正邪斗争的消长变化，虚证和实证也不是一成不变的，往往出现虚实互相转化的情况。如实证病程较长或攻伐太过，正气损伤，即由实转虚；虚证日久，治疗失时，正气无力驱邪，常可形成痰、食、水、血结聚的虚实夹杂证候。所以说虚、实证是相对的，不是绝对的。临床上依据虚证和实证所表现于外的症状，再加以去粗取精，去伪存真的分析研究，是不难辨认的。

寒与热，是辨别疾病性质的两个纲领，是用以概括机体阴阳偏盛偏衰的两种证候。阳盛是机体脏腑组织器官的兴奋性增高，代谢活动增强的一种反应，它可以由于温热外邪侵袭或情志郁而化火所致；阳虚是机体脏腑组织器官的反应性低下，代谢活动减弱，本身生理功能减退的一种反应。阴盛是机体脏腑组织器官的抑制性增高，代谢功能障碍的一种反应。它可以由于寒湿之邪侵袭，超过人体阳气的温运功能所引起，亦可由阳气虚弱，无力温煦运化阴液所致，前者属实，后者属虚实夹杂；阴虚是机体由于精血、津液等阴液不足，相对地造成阳气偏亢，而使机体脏腑组织器官的功能活动虚性亢进的一种反应，即所谓

"阴虚生内热"。总之，寒为阴象，热为阳征。热可以由于阳盛，亦可由于阴虚；寒可以由于阴盛，也可由于阳衰。偏盛属实，偏衰属虚。在病变过程中，寒证和热证是可以互相转化的。本属热证，但因日久正气虚衰，阳气不足，可出现虚寒证候；反之，虚寒之证，正气来复，由寒转热，是为病退转愈之兆。辨证之寒热，实际上就是辨阴阳之盛衰。

总之，虚、实、寒、热可以说是疾病性质的四个大方面，临床上能把虚、实、寒、热分辨清楚，治疗就不会有原则性的错误。单纯的虚证、实证、寒证、热证并不难于分辨，难在虚、实、寒、热错杂和真假，它们孰多孰少，孰主孰次，孰真孰假，往往有似是而非之象，辨之不可不详，不可不慎。

虚、实、寒、热不是空泛的，具体到某个病证上，都有其具体内容。如《伤寒论》阳明腑实证，症见潮热谵语、便秘、腹满而痛、脉沉实等实热之象，据此进一步分析出这是外邪入里化热，与大肠燥热相合，以致津液被耗，燥结成实，成为里热实证，这就是阳明腑实证的性质。临床所见之证，都应当把它的性质找出来，才能明确地确定治疗方针。

1977 年经我治愈 1 例右眼流泪羞明之证，就是按照这个原则进行辨证的。患者，男，15 岁，沈丘县人。自述于 1977 年 10 月发热，服安乃近而热退，而后不久，右眼发生见光流泪，逐渐加重，既不能见阳光，也不能见灯光，在阴天和灯光之下亦流泪不止。当地医院诊为角膜炎，曾用氯霉素眼药、红霉素眼药、泼尼松眼膏等均无效，又用中药 40 多剂亦无效。于同年 12 月来郑州就医，经某医院检查为浅树枝状病毒性角膜炎，用药亦无效。后就诊于我。症见右眼泪如雨下，自觉泪水发热，眼胞微肿，不红不痛，视物不昏，舌苔薄黄，根据脉呈弦象。苔黄、脉弦、泪热之征，乃系心肝火旺，上走空窍，迫液外出之证。遂疏方与服。处方：荆芥 9g，栀子 6g，黄芩 6g，黄连 4.5g，生地黄 12g，木贼 12g，夏枯草 15g，连翘 9g，菊花 9g，甘草 4.5g。水煎服。1978 年 3 月 13 日复诊，上方服 30 剂，基本痊愈，惟见强阳光稍有流泪。宗上方去生地黄，加桑叶 30g，密蒙花 9g，当归 9g，白芍 12g，川芎 3g。水煎服。月余后得悉，患者完全康复。

四、求病位之本

疾病的变化部位，不外乎表、里、上、下。表里是代表病变部位的浅深，标志着病理变化的趋势；上下亦代表病变的部位，体现阴阳气血升降顺逆之机。

表与里是相对性的概念，表中有表，表中有里，里中有里，里中有表。至于表证与里证的形成，大致有如下三方面因素：①病邪性质与表证和里证的关系。一般来说，六淫之邪首先犯表，形成表证；七情、饮食、劳倦所伤，则病起于里，形成里证，正如《素问·调经论》所说："其生于阳者，得之风雨寒暑；其生于阴者，得之饮食居处，阴阳喜怒。"②正气强弱与表证和里证的关系。如素体虚弱，感邪之后，正气不支，邪易入里，"实则太阳，虚则太阴"，即是此义。③治疗正确与否与表证和里证的关系。这也关系正气的问题。当疾病形成之后，治疗是否得当，直接关乎疾病预后是否良好。假如失治或误治，造成正气损伤，抗邪无力，病邪即由表入里，成为里证。若治疗适当，正气来复，病邪即可去表或由里出表，温病学中的"透营转气"之法，就是这个道理。由于邪正双方斗争的力量不断发生变化，所以表证和里证亦不断有出入的变化。临床上辨别病变表里部位固然重要，而辨别表里出入的趋势尤为重要，因此，必须用动态观念去对待它，分析它。此外，表里同病，以及表里与寒热的关系等，均应注意，不可忽视。

上与下，是代表病变部位的高低。一般来说，在上部出现的症状，是上部病变的反映；在下部出现的症状，是下部病变的反映。然而人体经络相通，升降相因，往往有病在上而反映于下，病在下而反映于上的情况。如肺热叶焦而出现的痿躄，为病位在下而病本在上；肾阴亏虚而出现的眩晕，为病位在上而病本在下。在正常生理情况下，脾主升，胃主降，是人体阴阳气血升降的枢纽。当升则升，当降则降，升中有降，降中有升，二者是相辅相成的。其他各个脏器，无不配合脾胃以完成升降运动。若果升降之机失常，就会出现太过、不及等失调现象。不及方面，有升之不及的，如气虚不能上升出现眩晕、耳聋、目障等；有降之不及的，如肺失清肃出现的喘咳、气逆等。太过方面，有升之太过的，如肝气上逆出现的眩晕、耳鸣等；降之太过的，为肺气清肃过度而致心气被抑出现的心悸、气短等。在升降失调后，还有上不制下的，如中气虚的脱肛，肺气虚的遗尿、小便频数等；有下不制上的，如肾不纳气的喘息气短等。有应升而反降的，如脾失升清而反下降的飧泄病；有应降而反升的，如胃失降浊而反上逆的膜胀等。由此可见，上下与升降是密切相关的，故在临床上，有病在上而取之下，病在下而取之上的。

1978 年我曾治愈 1 例小便不通患者，主要是遵"病在下取之上"的原则治疗的。患者，女，6 岁半。某日，患者随其小姨看电影，欲解小便，她小姨吓唬她，让她强忍住。由于精神紧张，回家后小便就排不出了，即服中药 2 剂无效，乃住院治疗，先行导尿，继用针药。但导尿管一取出，仍然不能排尿，拍片 2 张，未发现异常，辗转 10 天之久，而后询方于予。根据患者忍尿的当时精神状态，乃系肺气壅滞，肝失疏泄，以致升降失常，膀胱气闭，小便不通。随采取提壶揭盖法治之，以冀"上窍开，下窍泄"之效。处方：麻黄 3g，杏仁 6g，升麻 4.5g，柴胡 3g，白芍 9g，牛膝 9g，甘草 3g。水煎服，并嘱服药后 10min 探吐。患者家属先把导尿管拔掉，按法服药，当时小便即通，不再用导尿管了。观察数日，乃出院回家。但小便有次多量少之象，尿道不疼痛，尿色不黄。症见面色较淡，脉象乏力。乃改用补气养阴兼疏利之剂与服。处方：生黄芪 15g，生白芍 9g，干地龙 6g，怀牛膝 9g，琥珀 1g（冲服），滑石 9g（包煎），冬葵子 6g，甘草 3g。水煎服，继服数剂而痊愈。

五、求病体之本

祖国医学认为，疾病的发生、发展与人的体质往往有密切的关系。由于体质的不同，正气强弱有异，有感邪后立即发病的，也有不立即发病的，有很快就痊愈的，也有延久不愈的。一般肥胖体质，多偏阳虚，多痰多湿；消瘦体质，多偏阴虚，多火多气。阳虚和阴盛之人，感邪后易从寒化；阴虚阳盛之人，感邪后易从热化。还有年龄的不同，发病情况也不同。如儿童为稚阳之体，机体内阳气萌发初升易动，故感邪后易于化热化风；青年气血旺盛，病后多见实证、热证；老年气血亏虚，元气不足，病后多见虚证、寒证。

除注意体质情况与发病的关系而外，还应注意到人的精神状态。人的精神面貌、思想状态，对疾病的发生、发展和预后，有很大影响。可以促使病愈，又可以促使病进。例如精神情志受到过度而强烈的刺激，可使人眠食俱减，形体衰弱，此即所谓"因郁致病"，所以医务人员在治疗因精神因素而引起的疾病时，必须首先仔细地做好患者的思想工作，充分调动患者的积极性，从而使患者树立战胜疾病的信心，否则，单纯的药物治疗，效果是不会好的。正如《类证治裁》所说："若不能怡情放怀，至积郁成劳，草木无能为挽矣。岂可借合欢捐忿，萱草忘忧也哉？"

也可能有人这样问，中医治病不像西医那样诊断具体，况且方药又很不一致，为什么能获得疗效呢？这就是中医辨证论治和因人制宜的结果。如果只见病不见人，不根据体质的情况，特别是在病变过程中人的正气盛衰消长的情况，单纯的见病治病，是不能获得满意疗效的，甚至会导致不良后果。

在一定意义上来讲，人体在患病以后，正气存在着不同程度的虚弱情况。从《伤寒论》112 方中所用 93 味药来看，用炙甘草者 70 方，用大枣者 40 方，用附子者 23 方，用人参者 22 方，这说明仲景在治疗指导思想上，以固正气为本。当然也并不是说每个病每个方都要加上扶正药物，而是说时时要考虑到人体的正气情况，方可立于不败之地。

1979 年我曾用加味补中益气汤治愈 1 例感冒发热患者，就是从体质因素方面考虑施治的。患者，女，50 岁，干部。素体气虚，容易感冒，每次感冒需服补元之剂而后愈。此次感冒，系风热为患，投以辛凉解表之剂而愈。但初愈之后即上班工作，又复感寒，发热不退，每天体温 38℃ 左右，下午较重，夜间心烦少寐，背恶寒明显，缠绵 20 余天不愈。予曾投清解和和解之剂均无效。细审此证，仍为气虚感冒，遂用补中益气汤加味治之。处方：党参 15g，黄芪 30g，炒白术 9g，当归 9g，陈皮 6g，升麻 3g，柴胡 3g，青蒿 9g，鳖甲 30g，白薇 9g，夜交藤 30g，合欢皮 12g，炙甘草 6g，生姜 3 片，大枣 3 枚。水煎服。上方服 1 剂半，热即退，能下床活动，惟觉夜间尚有烘热之象。原方加白芍 30g，继服数剂而痊愈。

浅谈人身之水火

自然界之水火，是人类生存必不可少的东西，其形象是显而易见的；而人体内之水火，是生命活动极为重要的物质和功能，其形象不是显而易见的，它对于人体生理、病理、诊断、治疗等方面都具有极为重要的意义，有深入研究的必要。故就个人所知，浅谈于下。

一、水火的来源

人身之水火，可分为先天之水火和后天之水火。先天之水火，禀受于父母，钟于未生之初，与生俱来，即元阴、元阳之气。元阴又称"真阴""真水""元阳"又称"真阳""真火"。称"真"者，意为受生之初，为性命之根，乃先天真一之气，藏之于肾，系于命门，实受之于肾（父母），藏之于肾（自身），而又传之于肾（下一代），如此代代相传，生生不息。后天之水火，源于水谷，生于脾胃，由脾胃化生的精微物质，或为精为血，或为营为津，从广义言之，皆为水阴之体。由这些物质化生的热气、热能，即称为阳气，亦称之为"火"。故《医宗必读》说："人身之水火，即阴阳也，即气血也。"《血证论》也说："人之一身，不外阴阳，而阴阳二字，即是水火，水火二字，即是气血。"

二、水火之间的关系

水与火的性质是对立的，自然界之水火是不能同处的，即所谓"冰炭不能同炉"。而人身中之水火则不然。人身之水火，原同一气，不可分离。水为阴，其性寒；火为阳，其性热。假使火中无水，其热必极，热极无阴，而人之生机就要绝灭，即"独阳不长"之谓；反之，水中无火，其寒必极，寒极无阳，而人之生机亦必灭，即"孤阴不生"之谓。水之所以生，所以行，全赖水中之火；火之所以明，所以用，又全赖火中之水。二者相互依存，相互资生，相互为用，而又相互制约，以维持人体阴阳的相对平衡。正如赵献可在《医贯》中说："先天水火，原属同宫，火以水为主，水以火为原。"

虽然水中有火，火中有水，相互贯通，彼此抱合，但火仍是火，水仍是水，各不相混。这种相反相成的关系，正是人体维持相对平衡状态，保持人体正常的生理活动的自身调节性。

三、水火的作用

水火在人身的作用是多方面的，兹从以下三个方面谈起。

1. 水火对脏腑功能活动的作用　人体的生命活动是脏腑功能活动的反映，而脏腑功能活动的物质基础和动力，又是水与火。以阴阳言之，各脏皆有阴阳，如心阴心阳，肝阴肝阳，脾阴脾阳等。以水火言之，"有水中之火，有土中之火，有金中之火，有木中之火"；"有火中之水，有土中之水，有金中之水，有木中之水"（《医贯》）。五脏的正常生理活动，就是各脏阴阳协调，水火相济的作用。究其源，各脏的阴阳水火，皆与命门有关，命门是各脏阴阳水火的发源地。正如张景岳所说："命门为元气之根，为水火之宅。五脏之阴气，非此不能滋，五脏之阳气，非此不能发。"所以心赖之则能主神明，肺赖之则能主治节，脾赖之则能主运化，肝胆赖之则能主谋虑和决断，膀胱赖之则能主气化，大小肠赖之则能主传导。在脏与脏、脏与腑的关系中，也往往呈现着水火的作用，如"心肾相交"就是如此。《慎斋遗书》说："夫肾属水，水性润下，如何而升？盖因水中有真阳，故水亦随阳而升至于心，则生心中之火。心属火，火性炎上，如何而降？盖因火中有真阴，故火亦随阴而降至于肾，则生肾中之水。其所以使之升降者，水火中之真阴真阳也。"这就说明了"心肾相交"是水火阴阳的升降作用。又如肾与膀胱的关系，肾为水脏，膀胱为水府，其水液必须依赖肾脏水中之火的温化蒸腾，才能排出体外，故《素问·灵兰秘典论》说"膀胱者，州都之官，津液藏焉，气化则能出矣"。总之，命门元气，具有极其强大的生命活力，各个脏腑、各条经脉、各个组织，都必须得到元气的激发与推动，才能发挥其生理功能的作用。所以，元气愈充沛，则脏腑愈强盛，体质愈健康。

2. 水火对人体"气化"功能的作用　水火不仅关系各个脏腑的功能活动，更关系整个人体的"气化"作用。所谓气化，简言之，就是体内某些物质化为气，气又化为某些物质，也就是饮食在体内的化气、吸收、成形和排泄的变化过程。举凡人体内气机的运行变化，脏腑的功能作用，气血的输布流注，脏腑之气的升降开阖等，都是"气化"作用的结果。"饮入于胃，游溢精气，上输于脾，脾气散精，上归于肺，通调水道，下输膀胱，水精四布，五经并行"（《素问·经脉别论》），也是通过"气化"作用，才能完成的。在"气化"过程中，"火"是很重要的，火交于水，水才能化为气，若火不足以蒸水，则津液不升，气不得化；反之，水不足以济火，则津液干枯，亦不能化气。人体"气化"功能的基本形式是升、降、出、入。升者，升其清阳；降者，降其浊阴；出者，吐故；入者，纳新。以此进行新陈代谢，维持生命活动。"上焦如雾""中焦如沤""下焦如渎",这种"雾""沤""渎",一方面概括地形容了三焦的功能,另一方面也概括地说明了气化的活力。气化的活力在于火,气化的道路在于三焦。"焦"字含有热的意思。三焦的热,是来源于命门之火,是通过气化的作用来体现的。所以说三焦为水谷出入流化之道路。正如《华氏中藏经》所说:"三焦者,人之三元之气也,号曰中清之腑。总领五脏六腑、营卫经络、内外左右上下之气也。三焦通则内外上下左右皆通也,其于周身灌体、和内调外,营左养右,导上宣下,莫大于此者也。"

3. 水火对人的生命的作用　水火不仅对人体生理功能活动有重要作用,而且对人的生命维持亦有重要作用。人之有阳(火),犹天之有日;人之有阴(水),犹地之有水。天无日则不能光明,人无阳则折寿而不彰。地无水则不能润沃,人无阴则不能生长。故张景岳说:"造化之权,全在水火。"水火对于人的生命的作用主要可归纳为三个方面。第一,是人体的防御功能。人体肤表,充满着来自体内的阳热之气,以温煦肌肤和抵御外邪,为卫外之阳气,亦称为"太阳"。这种气主要来源于少阴肾中元阳之气,以熏肤充身,抵御外邪,所以说"少阴为太阳之根"。肾中元气充足,则抗邪有力,外邪不易侵袭,人少疾病,这是健康长寿的重要条件之一。第二,是脾胃消化吸收功能。脾胃为"水谷之海",为气血生化之源,称为"后天之本"。脾胃之所以能"健运"不息,主要与命门真火的作用有关。它们之间的关系,如同灶釜之与柴薪。脾胃如灶釜,命火如柴薪,脾胃之所以能腐熟水谷,主要是命火的温煦作用。人能饮食,气血壮旺,亦是健康长寿的重要条件之一,即所谓"纳谷者昌,绝谷者亡"。第三,能使生机旺盛,生命力强。一般来说,人的全部生命,体质的强弱,寿命的长短,与先天禀赋的元气强弱有关。元气旺盛之人,则生长发育良好,衰老也较缓慢,平时生气蓬勃,精神充沛,身体强健,脑力充足,不易疲劳,劳则易复。有人把元气比作酵母,发酵离不开酵母,人的生命亦离不开元气。有人把它"譬之元宵之鳌山走马灯,拜者、舞者、飞者、走者,无一不具,其中间唯是一火耳"(赵献可)。亦正如花萼之荣在根柢也。所以元气堪称人身之原动力。

四、水火失调的病理与治法

人身的水火,宜平不宜偏,宜交不宜分。平则为协调,交则为既济。不偏则气和而温滋长养,偏则气乖而萧条寂灭;不分则气顺而氤氲蒸腾,分则气悖而流离颠沛。水中涵火,火中寓水,相依而不相离。明乎此,在治疗水火失调之病时,就必须于火中求水,或水中寻火。故王太仆说:"寒之不寒,是无水也;热之不热,是无火也。无水者,壮水之主,以制阳光;无火者,益火之原，以消阴翳。"这是"阳病治阴""阴病治阳"的具体运用，也是治疗水亏火旺和火衰水盛的根本法则。

清代程钟龄根据水火失调的不同病理情况，在治疗上又提出了"滋""温""引"等法。所谓"滋"，是指水亏而虚火上炎，必须滋其水以制其火，亦即"壮水制火"之谓；所谓"温"，是指劳倦所累，元气受伤，而致"阴火"上乘，用甘温除热法治之，即"劳者温之"之理；所谓"引"，是指肾气虚寒，火被阴逼而浮游于上，此火不可水灭湿折，只能从其性而伏之，以"导龙入海""引火归元"。

有偏盛必有偏衰，这是自然之理。人身水火失调后，不是水亏火旺，就是水盛火衰，常呈现偏盛偏衰的病理现象，因而在治疗大法上是扶其不足，抑其有余，臻于平衡。但要分辨出是真正有余，还是相对有余，使治疗更有针对性，以免"虚虚实实"之误。如水亏而火过于旺盛之证和水亏而火相对有余之证，在治疗上就有区别，前者宜滋阴降火，后者宜滋水添阴，否则，就有苦泄损阳、诛伐无过之弊。

根据阴阳互根、水火互济的关系，水与火的偏盛偏衰，是有阶段性的，任何一方虚损到一定程度时，常可导致对方的不足，以致最后出现"阴阳两虚""水火两亏"。这些都是应当予以注意的。

总之，人身中之水火，虽有先天后天之分，但两者的关系非常密切，常相互滋生，相互依存，相互为用。而先天之水火是根本，是动力。因此，在中医学中所说的水火，多为先天的水火，本文之意亦基于此。

水火是人身之至宝，人非此无以生、无以立、无以治。正如《慎斋遗书》所说："故知两肾乃先天水火之窟。元气之厚薄，于此分焉；形体之寿夭，由此判焉。善保养者，使火不妄动，真气不损，存守于中。"明确了人身中水火的特性和功能，对于研究生理、病理、诊断和治疗，都具有极重要的意义，应当对它做进一步的探讨。

试论《伤寒论》的"扶正固本"思想

《伤寒论》是《伤寒杂病论》中的伤寒部分，重点论述了人体感受风寒之邪以后所引起的病理变化和证候特征。其内容之丰富，理论之精深，学术之渊远，疗效之显著，犹如高山大海，确有取之不尽，用之不竭之感。自《伤寒论》问世后，历代注述研讨这一经典著作者，不下三百家，他们明其理，析其义，莫不叹其高深。为了更好地继承和发扬祖国医学遗产，进一步探索《伤寒论》的深理奥义是非常必要的，应从各个方面去探讨之，研究之，以发其隐旨寓意。笔者且不论《伤寒论》中的具体证候，姑就其"扶正固本"思想，谈点意见。

《伤寒论》中的"扶正固本"思想，不仅在理、法、方、药中可以反映出来，而且在病变过程的各个阶段上亦无不贯穿着这一主导思想。兹从以下几个方面进行探讨。

一、固阴阳之本以扶正

人的生命活动之气，概而言之，就是阴阳二气。阴是物质基础，阳是功能活动，都是非常重要的。但从生命活动来看，阳气却占重要地位。《素问·生气通天论》说："凡阴阳之要，阳密乃固。"又曰："阳气者，若天与日，失其所则折寿而不彰。"当疾病发生以后，阴阳势必失调而受损。况伤寒为病，乃人体感受风寒之邪，风性疏泄，易致卫不外固，营不内守，而使阴阳受伤。寒为阴邪，易伤阳气，故寒邪伤人以后，阳气就有不同程度的虚弱。尤其传至三阴以后，阳气虚损，更为明显。故仲景在《伤寒论》中始终以护阳为主导思想。如太阳病发汗太过，致表邪未去而阳气已虚，出现汗漏不止之症，即于桂枝汤中加附子，温经固表以扶阳；太阳病误下，邪陷于胸，损伤心阳，但表仍未解，出现脉促、胸满、微恶寒之症，即又于桂枝汤中去芍药加附子以温经扶阳。去芍药者，因其阴柔，有碍复阳。从此可以看出，仲景在外感表证初期，对有阳虚之象的，即注意护阳。再如太阳病八九日，面色反有热色，身痒，此时表邪未解而正气已虚，不适于专用桂枝汤或麻黄汤，故用桂枝麻黄各半汤，取其微汗解表而不伤正。此虽未用扶阳之药，已深寓扶阳之义，可见仲景用心之良苦。"阴者藏精而起亟也，阳者卫外而为固也"（《素问·生气通天论》），护阳亦即护阴也。

仲景在《伤寒论》中，虽详于论寒，治重于温，但亦未忽于阴，他既注意到阴虚之体，也注意到阴虚之证。如"尺中迟者，不可发汗"（50条），"疮家不可发汗"（89条），"衄家不可发汗"（88条），"亡血家不可发汗"（89条），"汗家重发汗"（90条）等，皆为阴虚之体，属于禁汗之例，假若误用汗法，重伤阴液，势必出现一系列不良后果。在疾病的不同阶段，损阴的情况也有所不同，如阳明病，少阴热化证，阴液都有不同程度的损伤，仲景在立法用药上，皆充分考虑到阴伤的情况。

总之，仲景在固阴阳之本上，是阳虚者益其阳，阴虚者益其阴，阴阳俱虚者则兼而治之，然而鉴于伤寒病的特点，固阳又多于固阴也。

二、固气血之本以扶正

气血虽属于阴阳范畴，但又有其个性特点。从生理上讲，气血是人身中最为重要的物质。《素问·调经论》说："人之所有者，血与气耳。"试观《伤寒论》的用药情况，亦足见仲景在治疗上是非常注重气血的，其用益气之品并不少于益阳之味，仅人参就使用了二十次。在太阳病中用之，少阳病中用之，阳明病中用之，三阴病中更用之。从证候情况来看，即使气不太虚，在某些情况下，亦用人参。如小柴胡汤用人参，不重在补气，意在同姜、枣益气和中以养正，以杜邪传入里之路，这是仲景扶正固本思想的深谋远虑。若患者气虚较重，不但重用人参而且与附子并用，如"发汗后，身疼痛、脉沉迟"（62条），用"桂枝加芍药生姜各一两，人参三两新加汤"治之，此非人参不足以补汗后之虚；少阴感寒入里，邪随寒化的附子汤证（34条），不但气虚，而且阳虚，故用附子以温真阳之本，人参以回生气之源，使之相得益彰。于此可见，仲景固气之本，也是非常突出的。

气为血之帅，血为气之母；气主煦之，血主濡之；无气则血失其帅、其煦，无血则气失其源、其濡。故仲景在《伤寒论》中，既重气又重血，尤其对有明显血虚之征的，仲景必谆谆告诫之曰："伤寒五六日，不结胸，腹濡，脉虚复厥者，不可下，此亡血也，下之，死。"（347条）"血弱气尽，腠理开，邪气因入"（99条）以及前面已述的"衄家""亡血家""尺中迟者"等，均可以说明仲景在用药之前就慎重地考虑到患者的血气虚弱情况，以免有损血之误。及至因病而致阴血亏损已甚者，仲景常以治血为急务，虽有他疾，亦应从缓。如384条的四逆加人参汤证，因霍乱耗津过甚（津血同源，津伤血必枯）而致脱液亡阳，故急用四逆加人参汤以回阳而兼生津养血。此不以血药为主者，因有形之血（津），不可速生，无形之气所当急固，故此以固阳、固气为急。固阳、固气，即是更好地固津、固血。从此不难看出，仲景在临床治疗中，既注意到患者有否血虚之病史，又注意到患病之后的血虚情况，或专而治之，或兼而治之，各得其所，皆适其宜。

三、固津液之本以扶正

津液在人体以营养滋润为其主要功能，是人体生命活动的主要物质之一。《灵枢·平人绝谷》说："平人七日不食饮而死者，水谷精气津液皆尽故也。"可见津液在人体是非常重要的，有则生，少则病，无则死。因此，仲景在《伤寒论》中对津液的存亡是非常重视的，尤其对津液已伤的患者，在治疗上也是非常小心的。如83条云："咽喉干燥者，不可发汗。"咽喉干燥，是胃津不足之象，若误发其汗，则津液更伤，可能变证百出。对于津液已伤，尚能自复的患者，原则上是不用药，以防重伤津液。如58条云："凡病，若发汗，若吐，若下，若亡血，亡津液，阴阳自和者，必自愈。"59条又云："大下之后，复发汗，小便不利者，亡津液故也，勿治之，得小便利，必自愈。"仲景在此启示人们，对于误治伤津的患者，要慎重用药，倘患者本身功能不衰，阴阳可自趋调和、津液渐回，不药而愈。即使用药，亦应以益津液为原则，这是仲景言外之意。

仲景对损津的治疗，一是直接的补益，如白虎加人参汤、竹叶石膏汤，均为清热养阴、生津益气之剂，皆能直接补充津液之不足，适宜于病势比较缓者；一是间接的补益，如阳明病的"三急下"证和少阴病的"三急下"证，皆有刻不容缓之势，若不急下，火热之邪不能从大肠急引而出，津液必致尽劫，所以后人称此为"釜底抽薪"之法，亦谓"急下存阴"之法。仲景有胆有识，速投峻下之剂，以制"亢害"之危，正如《医宗金鉴》所云"急以大承气汤下之，泻阳救阴，以全未竭之水"。仲景深恐后人对此有忽，故以"急下"垂训，意义深远，当细玩之。后世温病学家"留得一分津液，便有一分生机"之论，盖本于此。

四、固脏腑之本以扶正

脏腑之在人体，所关甚巨，是精气藏守之所，又是人身形体强壮的根本。《灵枢·胀论篇》说："脏腑之在胸胁腹里之内也，若匣匮之藏禁器也。"《伤寒论》虽以六经为纲进行论证，但其基础，仍是脏腑，所以仲景在《伤寒论》中是非常重视脏腑的。

太阳经包括膀胱与小肠，从其经脉循行来说，足太阳膀胱经，起于目内眦，上额交巅，下项夹脊抵腰中，下走足小趾，络胃属膀胱。手太阳小肠经，起于手小指而走头，络心属小肠。太阳经分布范围较广，统辖周身肤表，气血借此以贯注于肤表，起着卫外作用。人们称太阳为人身之蕃篱，统一身之营卫，即此之谓。由于太阳统一身之营卫，而营卫关乎心肺（心营肺卫）。所以太阳病营卫不利，就容易影响到心肺，如麻黄汤证之"喘"，麻杏石甘汤证之"喘"，均为太阳病涉及于肺之例；桂枝甘草汤之心下悸，炙甘草汤之心动悸，皆为太阳涉及于心之例。太阳与少阴相为表里，少阴为太阳之根，若少阴先虚，根蒂不固，表邪极易内陷少阴，"实则太阳，虚则少阴"就是这个道理。膀胱为太阳之府，经府相通，在经之邪，可直接犯于膀胱，影响水道通调，发生"蓄水"证，成为经府同病，仲景即用五苓散以两解表里，此是太阳自病之例。太阳虽为六经之表，三阳之首，但与他经他脏关系极为密切，所以仲景在治疗太阳病时，不仅注意到经，而且注意到腑，以及与太阳有关的脏腑，使受影响的脏腑能得到及时的治疗，不致损害过甚，这也是仲景扶正固本思想的具体体现。

再从少阴经观之。心属火、肾属水，肾水上交于心，心火下济于肾，心肾相交，水火既济。但火（心）中有真阴，水（肾）中有真阳，在人的生命活动中，肾为先天之本，肾阴称为真阴，肾阳称为真阳，是生命之根本，故病入少阴，动辄关系人之生死，所以少阴之死证，不是亡阴，就是亡阳。由于心肾为水火阴阳之脏，故邪犯少阴，既可以从阴化寒，也可以从阳化热。但从少阴病的性质来看，多为心肾阳气不振，甚至衰竭，所以仲景以"脉微细，但欲寐"为少阴病的提纲。若少阴病，阳气大虚而"脉沉者"，仲景则以四逆汤急温之，以防阳脱；若少阴病，邪从阳化，症见"心烦、不得卧"，仲景则以黄连阿胶汤，以救水枯火炎之急。于此可见，少阴的救阴救阳法，皆是为固少阴心肾之本而设。

从太阳病和少阴病的治例来看，仲景虽以六经论证，但在治疗上始终都在注意脏腑之性能及其病变情况。仲景固脏腑之本的思想，还充分表现在脾胃方面，除阳明、太阴两经多论脏腑外，其他各经也都充分体现了这一主导思想。《伤寒论》虽不是治脾胃病的专书，但从112方来看，有相当部分是专治或兼治脾胃的，其理之精，其法之妙，难以一言而尽。可以说，仲景《伤寒论》为脾胃病的治疗，开创了许多法门，值得进一步探讨。

仲景为什么这样重视"扶正固本"呢？因为疾病的发生，关系人体正气和邪气两个方面。在病变过程中，二者是互相斗争，互有胜负的，正胜邪退则病趋向痊愈，正不胜邪则病趋向危重。可见正气虚，不仅是疾病发生的根本原因，而且是疾病的发展、变化、预后和转归的根本原因。因此，在治疗疾病时，除注意致病因素以外，还要着重调整机体的功能，以增强机体抗病能力。尤其伤寒病变化较多，或"循经传"，或"越经传"，或"表里传"，"或并病"，或"合病"，或"直中"，无不关乎人体正气强弱这个主要因素。一般来说，人当感邪以后，正气就有不同程度的损伤，尤其在疾病的中、后期，正气损伤更为严重，临床治疗，若不考虑正气这个本，就难免有弊端。

总之，仲景的扶正固本思想，贯穿《伤寒论》的始终。发汗不忘本，如桂枝汤之"啜粥，取微汗"；下不忘本，如大承气汤"得下，余勿服"；吐不忘本，如"得快吐乃止。诸亡血家，不可与瓜蒂散"；清不忘本，如"凡用栀子汤，病人旧微溏者，不可与服之"。如此等等，皆是仲景扶正固本之例。

漫谈药量大小变化对治疗的意义

中医临床治疗，根据疾病的性质不同，有"七方""八法""十二剂"之别。七方，即大、小、缓、急、奇、偶、复；八法，即汗、吐、下、温、清、补、和、消；十二剂，即补扶弱，重镇怯，轻去实（即发汗解肌之法），宣决壅（宣有三个意义：涌吐、宣散、纳药鼻中取嚏），通行滞（通利小便），泻去闭，滑去著（滑者润泽之义，从大便降之，较泻剂为轻，如脾约丸、更衣丸之类），涩固脱，湿润燥，燥去湿，寒胜热，热制寒。这是遣方用药的原则大法，不可不知。但具体到每个方子，必须组方严谨，针对性强，主攻方向明确，用药不在多而在精和准。每看一个病，每开一个方，一定要仔细、认真、果断。

遣方用药除精专外，还应注意药量的大小变化，这是祖国医学长期积累的实践经验。我们常看到一张处方上，有些药用一两至数两，有些药只用一钱或数分，这种大小悬殊，绝不是无原则、无目的的乱用，而是辨证论方，据证用药。或大或小，或多或少，皆有规范。现就我所了解的略谈于下。

一、处方中之小量

处方中之小量，是说一张处方中多数药量是大的，而少数则较小。在什么情况下使用较轻药量呢，也没有绝对规定。根据临床经验，大致有以下几点。

1. 反佐宜用小量　有些大寒或大热证候，若单用"正治"法，就要发生格拒现象，为了避免这一现象，在大剂温热药中加入少量寒凉药，大剂寒凉药中加入少量温热药以反佐之，起到诱导引药深入，不致药性与病性发生格拒。反佐用小量，除药味少、量小以外，还有药味少而量非小的含义。所谓小是与大量寒凉药或大量温热药相对而言。如白通加猪胆汁汤，方中猪胆汁和人尿并非小，但与温热药相比，量仍是小；左金丸重用黄连之苦寒泻火，降逆止呕，少佐吴茱萸之辛温以开郁散结，下气降逆，用吴茱萸就是反佐法，但量是小的。这两种情况在临床上应依据病情而斟酌应用。

2. 升提中气宜用小量　治疗中气虚而下陷，根据"陷者举之"的治则，在补中益气药中加入升麻、柴胡以引中气之陷而上升，疗效颇佳，但升、柴用量不宜大。如补气升肠饮（人参一两，生黄芪一两，白术五钱，川芎三钱，升麻一分）中升麻只用一分。《傅青主女科·正产肠下》解释说："此方纯于补气，全不升肠，即如用升麻一分，亦不过引气而升耳。盖升麻之为用，少则气升，多则血升也，不可不知。"从临床经验来看，升陷剂中升、柴用量虽然不能局限于一分，但确实不宜过大。

3. 疏利气机宜用小量　凡气机因腻滞而不畅者，皆宜用小量理气之品以疏利之。如滋补剂中用小量理气药以宣畅呆滞，祛湿剂中用小量理气药以鼓荡气机。莫看用量小，而作用甚大。

4. 醒脏腑之困或唤起脏腑之性者宜用小量　所谓"醒"和"唤"，是激发之意。脏腑功能因某种原因而陷于困顿不振的状态（本处是指慢性病证，不包括休克），治疗除辨证用药外，在一些情况下还应加入小量激发之品，以便促进脏腑功能的恢复。如脾气虚弱，健运乏力，食纳减少，兼有湿象者，临床治疗在健脾益气的方药中，往往佐以小量草果、菖蒲、木香等以醒脾困，比单纯健脾益气效果要好得多。又如肝血不足而性失条达，可在补肝剂中加入小量柴胡、薄荷、独活等以唤起升发条达之性。滑氏补肝散之用小量独活，就是"假风药以张其气也"（唐容川《血论证·卷七·口》）。但这与疏肝解郁之剂意义有所不同，彼在疏肝郁，此在唤肝性。

5. 引火归元宜用小量　阴虚于下，火浮于上，此非火真有余，乃肾阴不足阳失恋，火不归宅而上浮，常以小量桂、附加于壮水药中以引火归元，"导龙入海"。

6. 助气化作用宜用小量　所谓气化，简言之，就是体内某些物质化为气，气又化为某些物质，也就是食物在体内化气、吸收、成形、排出的变化过程。气化过程的维持主要依赖命门原气与宗气。若气化失常，就要出现代谢过程障碍，功能失调，比如膀胱气化失常，最易发生小便不利，因此在治疗上要辨证求因，审因论治，湿者渗利，热者清导，阴虚者壮水，阳虚者补火。为了注意膀胱气化功能，即使用渗利和滋阴之剂，亦常加入小量桂或附，或桂、附兼用以启肾之气化，在这种情况下使用桂、附不宜大量。

7. 兼治标证宜用小量　治标治本，抑或标本同治，俱应依据病证的具体情况而确定，其用药分量大小，也应依据病证的具体情况而确定。一般来说，标证不太主要，或标的症状虽显，但不是主要矛盾，若标本同时治疗，治标药味不宜过多，药量也不宜过大。如顺肝益气汤治疗妊娠恶阻，方中陈皮只用三分，砂仁只用一粒，神曲只用一钱，而人参、当归用至一两，熟地黄用至五钱。因为妊娠恶阻多是肾水不足，肝血太燥，脾胃衰微，不胜频吐，故重用滋养阴血和补气之品以治其本，仅少佐以开胃之品兼顾其呕恶之标。故《傅青主女科·妊娠恶阻》中云："此方平肝则肝逆除，补肾则肝燥息，补气则血易生。凡胎病而少带恶阻者，俱以此方投之，无不安。"临床上像这类处方不为少见，具有主次分明、功用协调、方不板滞之特点。他如气病及血，血病及气，阳损及阴，阴损及阳之证，皆应标本兼治。但所及之处，为善尚轻，而治疗就不能平分秋色，当大则大，当小则小。如补阳还五汤证，是元气亏损，半身无气，无气则不能动，不能动即成半身不遂，故重用黄芪四两，以峻补其气，其余活血通经药物皆为小量。此因气虚而致血行不畅，自然补气是主要矛盾了。

此外，剧毒药、某些芳香开窍药之用小量，不在此例。

二、大剂药与小剂药要各得其宜

小量（指一般常用量）用药，是根据病证需要而定，决不能无原则无目的地乱开大包药，不能片面认为药量开得大才能治病，小了就不治病，有些病证就不必用大剂药味。如调协阴阳营卫，补扶气血虚弱，扫残余之邪，壮阳补火（火衰虽小剂而可助）等，均宜用小量药剂以缓图之。因为功能失调和虚弱，治疗要有个渐变过程，岂能百废俱兴于一旦。有的医生就是习惯开大方，药味既多分量又大，也不考虑是否药过于病，我认为，这不仅造成药物浪费，增加药费开支，而且效果也不见得好，甚至适得其反。诚然，病重药轻，药不胜病，也是难以取效的。如大瘟大毒，大积大聚，红肿高大，或气脱阳亡，或津亏液耗者，均宜用大剂以急治之，正所谓"欲起千钧之石，必须有千钧之力"，否则，杯水车薪，无济于事。此外，有一些质重和平淡药物，用量亦不宜过小。有些特殊方药、特殊用量，也不要畏其大。

除了根据疾病轻、重、缓、急施用小剂或大剂而外，还应根据年龄、体质、地区和气候之特点而斟酌用量，才不至于机械死板。

三、药量大小与配伍变化对疗效的影响

中医处方用药很讲究药量大小与配伍变化，同样的方药，用量不同，就有不同的疗效。如小承气汤、厚朴三物汤、厚朴大黄汤均由厚朴、枳实、大黄三味组成，但在药量上有所不同，而其所主证候及所产生的作用亦有区别。小承气汤是厚朴三两（汉代衡制），大黄四两，枳实三枚，治疗积胀俱轻之证，目的在于攻实；厚朴三物汤是厚朴八两，大黄四两，枳实五枚，治疗胀重积轻之证，目的在于行气除满；厚朴大黄汤是厚朴一尺，大黄六两，枳实四枚，治疗痰饮结实之证，目的在于开痞通便。又如桂枝加附子汤与桂枝去芍药加附子汤，药味完全相同，仅桂枝、附子的分量略有差异。桂枝去芍药加附子汤是桂枝三两，附子一枚；桂枝附子汤是桂枝四两，附子三枚，余皆相同。但两方主治却完全不同，前者治阳虚的脉促胸满恶寒，后者治风湿相搏的身体痛烦。这

完全是因为桂枝、附子的用量关系，特别是附子的用量，小量则温经回阳，大量则力能镇痛。再如桂枝汤能调和营卫，解肌发汗，若再加桂枝二两，即为桂枝加桂汤，而治水寒之气上冲的奔豚证；若倍芍药加饴糖，就变为温养中脏、补虚和里的小建中汤了。

另外，还有一些方药分量比例经过长期实践证明，似有不能随便更动之意。如当归补血汤，黄芪量五倍于当归才能起到阳生阴长、气旺血生之效（血脱须补气，阳生则阴长）；桂枝汤桂枝、白芍等量，方可起到调和营卫之功。因此，临床使用方药，又不可忽略这些经验。

总之，药量大小变化，是临床治疗中不可忽视的一个重要方面，用之得当，疗效就好，用之不当，疗效就差。辨证、立法、用药，三者缺一不可，即使辨证立法都对，而用药不精不准，不适量，同样会影响治疗效果。

略谈小柴胡汤、桂枝汤方证及其在临床上的运用

小柴胡汤和桂枝汤均是《伤寒论》中的方子。小柴胡汤由柴胡、黄芩、半夏、人参、炙甘草、生姜、大枣七味药组成，能和解少阳，主治半表半里证；桂枝汤由桂枝、白芍、炙甘草、生姜、大枣五味药组成，能解肌发表，调和营卫，主治外感风寒表虚证。临床上想更好地发挥这两个方子的作用，必须对这两个方子的理论基础有所了解，才能心目不惑，有的放矢。小柴胡汤是和解少阳的方子。少阳经统主三焦及胆，三焦"主持诸气"，为"水谷之道路"，外通腠理，内通膈膜。膈上者清气主之，膈下者浊气主之，介乎上下清浊之间者，即为肝胆所部。少阳为初阳之气，是生气的"少火"。少阳的少火之气，来源于少阴肾的元阴、元阳之气和其他脏腑之生气，它可以流行于脏腑躯壳之内，也可以流行于肌腠皮肤之外，全身各处，无所不到，无所不有，所以又称少阳为"游部"。三焦之所以能化气行水，总司人体的气化作用，主要在于少火的激发与推动。称三焦者，即有火、热之义。三焦有了少火，才能发挥其"如雾""如沤""如渎"的功能。假如三焦缺乏少火之气，则气不能化，水不能行，代谢就会发生很大的障碍。何谓少阳病？少阳即是半表半里证，其症状表现为"往来寒热，胸胁苦满，默默不欲饮食，心烦喜呕"。称半表半里者，为其病在太阳与阳明之间，既不在表，又不在里，但在病变过程中，往往是兼表（太阳），兼里（阳明），不能截然分开。如寒热是兼太阳之表，不欲食和呕是兼阳明之里，唯胁满为少阳所独有。胁居身之两侧，前连于胸，后邻于背。胸为阳明所主，背为太阳所主，所以少阳病容易涉及太阳、阳明。病邪入里和出表，都要经过少阳的枢转，所以又称少阳为枢。少阳为枢，是对少阳经的生理功能的精辟概括，它能使表里间阳气转输出入，各得其所。所以治少阳病，就要紧紧抓着这个关键。也可以说，少阳病就是少阳枢机不利之病。治少阳病就在于使少阳枢机疏达。枢机一转，则内外通达，不能外出的可以外出，欲内入的即被切断而不能内入，也就是断太阳的来路，开阳明的出路，这就是小柴胡汤的主要作用。

至于小柴胡汤的功用，常称为"少阳枢机之剂，和解表里之总方"。而唐容川更有所发挥，他说："此方乃达表和里，升清降浊之活剂。人身之表，腠

理实营卫之枢机；人身之里，三焦实脏腑之总管。惟少阳内主三焦，外主腠理。论少阳之体，则为相火之气，根于胆腑；论少阳之用，则为清阳之气，寄在胃中。方取参、枣、甘草以培养其胃，而用黄芩、半夏降其浊火，柴胡、生姜升其清阳。是以其气和畅，而腠理三焦，罔不调治。其有太阳之气陷于胸前而不出者，亦用此方，以能清里和中，升达其气，则不结而外解矣；有肺经郁火，大小便不利，亦用此者，以其宣通上焦，则津液不结，自能下行；肝经郁火，而亦用此，以能引肝气使之上达，则木不郁，且其中兼有清降之品，故余火自除矣。其治热入血室诸病，则犹有深义。人身之血，乃中焦受气取汁，变化而赤，即随阳明所属冲、任两脉，以下藏于肝。此方非肝胆脏腑中之药，乃从胃中清达肝胆之气者也。胃为生血之主，治胃中是治血海之上源。血为肝之所司，肝气既得清达，则血分之郁自解，是正治法，即是隔治法，其灵妙有如此者。"唐氏此解，深明经旨之义，对于扩大此方的使用范围，有很大启发性，可资借鉴。

下面再谈谈桂枝汤的方证。桂枝汤是主治太阳中风表虚证的方剂。足太阳经起于目内眦，上额交巅，下项挟脊抵腰中，下至足小趾。手太阳经起于手而终于头。从太阳经循行来看，是统辖周身肌表的。周身肤表，经常充满着阳热之气，以温煦肌表和抵御外邪。这种阳热之气，来源于下焦。膀胱为津液之府，由肾阳温化蒸腾，借三焦的道路，循太阳经而通行肤表，起着卫外的作用，故称太阳为巨阳，为阳气盛于外的意思。由于太阳主一身之表，为六经的蕃篱，所以外邪犯表，首犯太阳。从传经方面说，太阳病既能传入阳明，又能传入少阳，也能直接传入三阴，尤其易于传入少阴。因为肾与膀胱相表里，太阳之里，即是少阴。如果阳气虚弱，卫外无力，太阳表热证可以转为只恶寒的少阴虚寒证，"实则太阳，虚则少阴"就是这个意思。太阳为三阳之表，以开为顺，开则能使阳气外达，卫外而为固也。若感受风邪，风性疏泄，能使腠理开放，表阳不固，因而营阴不能内守而汗自出，汗出则营弱，这就是太阳中风而致汗出、营卫不和的表虚证，桂枝汤即为此证而设。

桂枝汤，方用桂枝解肌表，温阳扶卫，去在表之风邪；白芍敛阴以和营，固在内之营阴；生姜佐桂枝解表；大枣佐白芍和里；甘草调和诸药，并合大枣和养胃气。纵观此方，配伍严谨，相得益彰，散中有敛，和中有调，故《医宗金鉴》称"此方为仲景群方之冠，乃解肌发汗，调和营卫之第一方也"。

以上是对小柴胡汤和桂枝汤的肤浅认识，其深理奥义，须从《伤寒论》中求之。从临床实践来看，这两个方子，不仅疗效好，而且治疗范围也比较广泛，如能用之得当，切中病机，不仅太阳风寒表虚证、少阳半表半里证，收桴鼓之效，而且其他杂证，只要符合二方的功能主治，也能获得满意的疗效。笔者从推广小柴胡汤和桂枝汤应用范围的角度出发，介绍经我治疗获效的几则病例，以见其梗概。

病案 1　孙某，女，47 岁，市民。从小咳嗽，历 40 年，每年秋末发作，冬季较甚，夏季自愈。在发作期间，昼轻夜重，甚则难以入眠，痰多而稀，喉咙发痒。从其神色形态来看，无明显的病容表现。1970 年来诊。窃思此病已数十年，患者服药较多，不见效果，一般治咳之剂，已经用过，若不另想方药，恐难取效。忆起陈修园《医学实在易》治咳论中有云："胸中支饮咳源头，方外奇方勿漫求，更有小柴加减法，通调津液治优优。"考虑用此方较为合适，遂欣然疏方，以观其效。处方：柴胡 9g，半夏 9g，黄芩 9g，党参 9g，五味子 9g，甘草 6g，生姜 9g，大枣 4 枚。水煎服。服 1 剂后即能安然入眠，服 4 剂后咳嗽已去大半，继服数剂而咳止。

本证并没有小柴胡汤证的典型症状，但遵"若咳者去人参、大枣、生姜，加五味子半升，干姜二两"的垂训，根据患者的具体情况，只增五味子一味，竟能起数十年之咳于数日，乃因"上焦得通，津液得下，胃气因和"故也。此证为风寒之邪挟津液而上聚于膈中，以致咳嗽不愈。用此方以通其上，即和其中，和其中则愈通其上，如此则三焦通畅，津液得行，其咳自愈。

病案 2　黄某，男，25 岁，大学学生。患荨麻疹已数年，自 1973 年后逐渐加重，每遇风寒则发作，瘙痒异常。以前每天服 1 次苯海拉明片即可控制，以后渐渐无效。于 1974 年 11 月 5 日就诊于我。根据患者发疹情况，为风寒客表，营卫不和所致。遂投以桂枝汤加味治之。处方：桂枝 15g，白芍 15g，葛根 30g，紫苏叶 12g，蝉蜕 9g，羌活 9g，川芎 9g，甘草 9g，生姜 9g，大枣 4枚。水煎服。二诊：上方服 3 剂，瘙痒稍减，但不明显。宗上方去蝉蜕、羌活，加丹参 30g，徐长卿 30g，荆芥 9g。水煎服。

三诊：上方服 2 剂，效果显著，就诊时正刮大风，气温较低，亦未发作。但咽喉有些不利，宗上方加桔梗 9g，牛蒡子 9g。

四诊：上方服 3 剂，基本痊愈。食欲、睡眠均转好。嘱照上方再服数剂以巩固之。1 年后，患者来述，至今未发。

本证亦不是桂枝汤证的典型症状，但患者为风寒侵袭太阳之表，留而不去，而致营卫失调，其症不同，其理则然，故宜用桂枝汤加味治之。本方能和营卫，解肌表，祛风寒，寓扶正祛邪之意，较单治风寒为佳。

病案 3　邢某，女，32 岁，干部。患水肿 1 年多，每天多次发作，肿时则肌肤虚浮，面部潮红，手足心微痛，消后则一如常人。经多次检查，无任何异常发现，西医诊为血管神经性水肿，西药治疗无效，中药亦曾服过健脾利水和益气之剂，毫无效果。患者体质尚好，舌苔正常，饮食、二便均可，但脉象乏力。据证分析，既非水肿，又非虚肿，此乃营卫不和，三焦气化失调之证，遂投以小柴胡汤合桂枝汤加龙骨牡蛎治之。处方：柴胡9g，黄芩9g，半夏9g，党参9g，桂枝9g，白芍9g，甘草6g，生龙骨30g，生牡蛎30g，生姜9g，大枣3枚。水煎服。上方服3剂，发作次数减少，复以原方继服6剂，症状基本消失。又按原方继服而愈。

用此方治此证，对我来说还是第一次。证候比较奇特而典型。证既属于营卫不和，三焦气化失调，而治疗应以何方为妥呢？经过思考认为，桂枝汤外证得之能解肌去邪气，内证得之能补虚调阴阳，用之比较适宜；小柴胡汤达表和里，升清降浊，能使三焦气化调畅，用之亦比较适宜。因此将二方合并使用，又加生龙骨、生牡蛎以潜阳敛浮，方适其证，证宜其方，故收如此之效。

病案4　张某，男，31岁，农民。患者3年来，全身不能触碰，触之即肿，约数分钟即消失。平时担水则肩肿，走路用力过重则脚肿，拍巴掌则手肿（不受外界气候变化影响），因此不能参加体力劳动。生产队把他安排在打谷场上看鸡子，看鸡子也不能跑快了，跑快了脚即肿。经多处医院治疗，用过各种抗过敏药物，均无效果。1975年，我们带学生实习在其处，患者乃前来就诊。当时在他的皮肤上轻轻地划一下，该处立即肿起来，又与他握一下手，他的手也立即肿起来。饮食、睡眠、二便均正常。西医诊为血管神经性水肿。我认为此亦属营卫不和，三焦气化功能失调所致。遂投以桂枝汤合小柴胡汤加味治之。处方：桂枝9g，白芍9g，柴胡9g，黄芩9g，党参9g，半夏9g，丹参5g，葛根12g，徐长卿30g，生龙骨30g，生牡蛎30g，甘草6g，生姜9g，大枣4枚。水煎服。连服20剂，乃告痊愈。3个月后，患者来述，现在担挑子、干活身体都不再肿了。

本证无寒热，无痛痒，惟搔之则肿起，旋又消失，证候比较典型。小柴胡汤、桂枝汤，虽然没有这样的主治证，但从病的性质来说，是营卫不和，三焦气化失调所引起，故取二方合之，以冀阴阳协调，上下通和，表里畅达。药后果收预期之效。

病案5　张某，男，成人，干部。患左侧胸背连胁疼痛3个月，治疗无效，于1969年5月就诊于予。此乃太、少经气不利之疾，遂投以桂枝汤合小柴胡汤加白芥子、青皮治之。处方：桂枝9g，白芍9g，柴胡9g，黄芩9g，半夏9g，党参9g，白芥子9g，青皮9g，甘草6g，生姜9g，大枣4枚。水煎服。服3剂而愈。

本证主要是少阳枢机不利，连及胸背而致疼痛。今直取太、少，使太阳之气开，少阳之枢转，而阴阳表里之气得以畅通，故药只服3剂而病愈。

以上数案，前2例为小柴胡汤和桂枝汤分别使用之例，后3例为小柴胡汤和桂枝汤合并使用之例，皆非小柴胡汤和桂枝汤的典型证候，而是从两方的作用及其所主治的少阳经和太阳经的生理功能与病理变化而斟酌施方的。这说明经方的疗效是卓著的，治疗范围是比较广泛的，应进一步发掘它的潜在力量。然而人的个体有差异，病情多兼杂，又需要加减化裁，才能曲尽其妙，但又不可喧宾夺主，失去经方之旨。

谈谈治疗内科杂病的体会

我是治疗内科杂病的，遇到病种较多，涉及面较广，有些病从书本上也难找到，但运用中医理论进行治疗，大多可以获效。张景岳曰："万事不能外乎理，而医之于理为尤切。"故明理是医之大要也。明于理，思路就开阔了，应变能力也就强了。善为医者，既要重实践，又要多读书，常知自己不足。我今天所讲的内容，不重在一病一方，根据个人在临床实践中的一点体会，试想从思路上能宽一些，不知同道以为然否。从以下十个方面进行叙述。

一、辨证与辨病

证和病概念不同，内涵也有区别，但二者又是紧密相关的。临床上既要注意辨证又要注意辨病，否则就失去了中医的特点。从实质来说，辨证与辨病均是求本之意，只有求本，才能抓住疾病的实质。故《素问·阴阳应象大论》曰："治病必求于本。"求本除求阴阳变化而外，还应求病因之本，病机之本，病性之本，病位之本和病体之本等。由于证和病既有联系又有区别，故此，既要注意辨证又要注意辨病。此外，辨病还应包括西医诊断出的病。往往患者拿着西医诊断结果来就诊，中医自然要对其辨证，方能符合中医药理论进行治疗。我认为，有些病在中医辨证的前提下，可以结合西医诊断，有助于提高治疗效果。如乙型肝炎这个病，只凭中医"四诊"是不可能诊断出来的，有了西医的明确诊断，再用中医理论指导治疗，往往能取得较为满意的效果。客观地说，中西医各有所长，也各有所短，应当取长补短，兼收并蓄，但要注意决不能生搬硬套，对号入座。

二、主证与次证

这个问题可以从三个方面谈起。一是患者只有一个病，但伴有许多症状，如失眠患者，往往有心烦、心悸、头晕、耳鸣等症状，很显然，失眠是其主证。二是有些患者说出一大堆症状，觉得浑身都是病，患者也说不出什么是主证。对此，医生要仔细琢磨，多费心思，找出主证。三是一个患者同时患有多种慢性疾病，究竟是治其一，还是兼而治之，要根据其具体情况，从整体出发，权衡利弊，分清缓急，遵《素问·标本病论》"谨察间甚，以意调之。间者并行，甚者独行"之旨，做出恰当的处理。

三、初诊与复诊

许多疾病，尤其是慢性病，很难一药而愈，往往需要较长时间的治疗，才能获效。因此就少不了复诊的问题。我认为，初诊重要，复诊更为重要，可以说复诊是认识疾病的深化过程。从临床所见，复诊患者大致有四种情况：一是有效，一是无效，一是加重，一是出现不良反应。对于药后有效的患者，一般比较好处理，或不必再药，或效不更方，或做些微调，渐治渐佳。对于药后无效的患者，要细审之。往往有以下几种情况：一是辨证用药均无差误，多因为病程长，正气虚，邪气未伏，果如此，应坚持用原方，不要轻易改弦更张，否则会越改越乱；二是首次辨证用药不妥，此应当机立断，及时纠正；三是有些患者取了多剂药，首服数剂效果很好，继服效果又不好了，这有可能是药应变而未变的（疾病是动态的）的缘故；此外，也应注意到患者自身因素，如饮食、起居、情志变化等。从医生来说，要多责之于己。对于药后加重的患者，除用药失当外，常有药性与病性相争较剧，表现病情加重之象，必须区别对待，要慎而重之。对于药后出现不良反应，如呕吐、皮肤瘙痒、腹痛、腹泻等，要查其所因，各得其宜。总之，医生对患者服药后的每一个变化，都需认真对待，切不可粗枝大叶，遗人夭殃。

四、治则与机变

治则是在辨证基础上所确定的一种治疗法则，起到指导用药的作用。凡治每一种病都要先确定治疗原则，以免用药无方向、无目的。有些病始终恪守一个治则，有些病可能需要更换多次治则。做到当守则守，当变则变。所谓机变，是机动灵活之意，这里指的是在治则不变的情况下，用药要有灵活性，如药味的加减、用量的变化等。因为病邪与正气经常处在消长进退之中，尤其在服药后变化更为明显，若不能及时应变，做出调整，疗效就难提高，甚至还会偾事。

五、用药与经验

药物品种甚多，至于一个医生用药来说，也不过数百种而已。一般来说，从事专科治疗，用药范围可能小一些。不管用药范围有多大，都必须对其所使用的药味的功能主治及其特性了然于心，在这个基础上结合个人经验，自然会得心应手，左右逢源。从治疗来说，用药是关键，即使把证辨对了，而遣方用药不够恰切，也会直接影响疗效。在一定程度上讲，经验是非常重要的。试观每个高明的医生，其用方用药包涵着非常丰富的经验。

六、经方与验方

通常所说的经方，是指张仲景著作中的方剂，时方是指张仲景以后的方剂。时方数量大，内容也非常广泛，一个人也很难记那么多，清代陈修园为了便于应用，从众多方子中精选了108首，编成歌诀，名为《时方歌括》。这些方大都为医界所知，疗效可靠。作为一个内科医生来说，我认为应背诵300～500个方子为好，包括经方、时方和现代医家的经验方。经方疗效的显著性和可靠性，是历代医家所公认的，能起大证与重证；时方是临床治疗进一步发展，是历代医家经验的结晶，已成为临床治疗中举足轻重、不可缺少的方面。随着医学的发展，新的有效方剂也不断出现，显示了中国医药学的强大生命力。经方和时方都是为治疗疾病而创立的，若能有机地把它们结合起来，更能加强其疗效，当代医家刘渡舟称之为"接轨"。

七、方药与用量

用方效与不效，除其他因素以外，与用量是否适当也有直接关系。如当用大量而用量过小，犹如"杯水车薪"，难以济急；反之，当用小量而用量过大，犹如洪水倾泻，造成灾害。药物用量的大小，贵在各得其宜。此外，药味与药味之间的用量比例也很有讲究。经方和某些时方都有这个要求，如小承气汤、厚朴三物汤、厚朴大黄汤等，均由厚朴、枳实、大黄三味组成，但在用量上有所不同，而其所主证候及其所产生的作用也不同。小承气汤是厚朴三两（汉代衡制），大黄四两，枳实三枚，治疗积胀俱轻之证，目的在于攻实；厚朴三物汤是厚朴八两，大黄四两，枳实五枚，治疗胀重积轻之证，目的在于行气除满；厚朴大黄汤是厚朴一尺，大黄六两，枳实四枚，治疗痰饮结实之证，目的在于开痞通便。再如桂枝汤，桂枝与芍药等量用之，可起到调和营卫的作用；若再加桂枝二两，即为桂枝加桂汤，治疗水气上冲的奔豚证。如此等等。

八、重剂与缓剂

中医历来有"七方""八法""十二剂"之别。至今仍在遵循这些原则。我所说的重剂是指药味少、药性峻、用量大，或药既多用量又大而言。缓剂则与此相反。重剂犹如重兵，势大而力强，可迅速攻关破垒，称为"霸道药"；缓剂多为药性平和，或是用量很轻，缓缓图之，治疗过程较长，收效也比较缓慢，称为"王道药"，王道无近功。用霸道药和王道药，皆有原则性、目的性，尤其是霸道药，更宜慎之。临床用药，还有一种情况也须注意，即某些医者急于建功，用一些不该用的药，如罂粟壳就不可滥用。

九、精专与庞杂

这是指用药而言。所谓精专，就是少而精的方子；所谓庞杂，就是药味多，甚至集寒、热、攻、补药味于一方；此二者，皆是依据病情而定。当精则精，当杂则杂。《伤寒论》甘草汤治少阴病咽痛，只此一味甘草，若服后效果不好，再加桔梗，名为桔梗汤，堪称少而精。乌梅丸、麻黄升麻汤，药味就比较杂了，这是根据厥阴病寒热错杂情况而定的。从内科杂病来看，往往寒热虚实夹杂，也需以杂治杂了。

十、扶正与祛邪

发病过程就是邪正相争的过程，因此在治疗疾病时，始终要注意到邪正的关系。张仲景遵《内经》之旨，在《伤寒论》整个治疗过程中始终贯穿着"扶正固本"思想。他汗不忘本，如桂枝汤之"啜粥取微汗"；下不忘本，如大承气汤"得下余勿服"；吐不忘本，如"得快吐乃止"，"诸亡血家不可与瓜蒂散"；清不忘本，如"凡用栀子豉汤，患者旧微溏者，不可与服之"等，皆是仲景扶正固本思想的具体体现。所以在临床治疗中，对于患者正邪盛衰的发展趋势，要心中有数，方能立于不败之地。当然，也不能只顾扶正，不敢大胆攻邪，贻误病机。

上面所讲的十个方面，是我个人在诊治疾病过程中的肤浅认识和体会，微不足道，离"上工"要求，相差甚远，只作抛砖引玉罢了。中医诊治疾病，不完全靠现代仪器检查，还要凭个人知识和经验，尤其是整体水平。另，在诊治疾病时要具有洞察力。张景岳曾说："医有慧眼，眼在局外；医有慧心，心在兆前。使果能洞能烛，知几知微，此而曰医。"

漫谈辨证立法、遣方用药

对中医师来说，从诊病开始到用药终了，时间虽然不长，但却是一个系统工程。这个工程，依我看就是辨证、立法、遣方和用药。这四个方面，直接关系治疗效果的好坏，四者环环相扣，缺一不可。就其重要性而言，辨证最为关键。假如证辨错了，其他三个方面也必然随之而误。因此，在辨证上必须细心认真，要下功夫。然而立法、遣方、用药三个方面也不可忽视。即使辨证准确，若立法、遣方、用药有一个方面失妥欠当，也会直接影响疗效。兹就这几个方面，谈点看法。

辨证是比较难的一个方面，因为疾病千变万化，往往寒热夹杂，虚实并见，真假异象，尤其内科杂病更是如此。因此在辨证上一定要求其本，穷其末，根据病证具体情况，或求其病因之本，或求其病机之本，或求其病性之本，或求其病位之本，或求其病体之本等。病本既明，治必无差。要想把病证都辨得清楚，除细心、认真外，还必须有深厚的理论基础，掌握辨证大法。如六经辨证、经络辨证、气血津液辨证等，皆必了然于心，方能各施其用，左右逢源。如果在这些方面知之甚少，根底较浅，再加上实践经验缺乏，要想把证辨好，也是比较难的。由此可见，辨证实际上是理论和实践经验相结合的运用。清代林佩琴说："治病之难，在于识病，而识病之难，在于辨证。"诚然，临床上对于一些比较复杂的病证，往往不可能一下子就辨得十分准确，还有待于复诊时再认识。可以说，复诊过程是对疾病认识的深化过程，关键问题是医生是否具备再认识的能力。对于医生来说，在初诊时就应力求把疾病辨得清清楚楚。辨证是中医一大特色，只有按照中医理论的思维方法进行辨证，才能充分体现出中医的特色。用现代仪器检查疾病的结果，对中医辨证是有帮助的，但绝不能完全按照检查结果去指导用药。比如慢性胃炎、肠炎、肝炎、肾炎等，中医就不一定按炎症去治疗，否则效果是不会好的，甚至适得其反。这是中医与西医的不同之处。

立法是在辨证之后所确立的一种治疗法则，是针对所治疗的某个疾病而言的。证有种种，立法也必然有种种，但立法必须与辨证相一致，切不可认为立法无关紧要，随心所欲用药。如太阳表证不按表虚表实立法，阳明里证不按清法下法立法，少阳半表半里证不按和解立法，其治疗效果肯定是不会好的。前人为了更好地治疗疾病，确立了不少治疗法则。如《素问·至真要大论篇》

说："寒者热之，热者寒之，微者逆之，甚者从之，坚者削之，客者除之，劳者温之，结者散之……"清代程钟龄把治病方法归纳为汗、吐、下、和、温、清、补、消八法，但法中有法，"一法之中，八法备焉，八法之中，百法备焉"。我们在治疗疾病具体立法中，在这些大法的基础上，结合具体实际情况，自然法中有法，各得其宜，曲尽其妙。

遣方是治疗疾病必须要开出的药方。按照立法原则，由多少不等的药味所组成，通过周密组方，药物可以发挥其更佳的作用。根据病证不同，所用的方子也各有不同。金代成无己《伤寒明理论》根据方剂组成的不同，归纳为大、小、缓、急、奇、偶、复七方，但成氏对"七方"内容未作论述。金代张从正《儒门事亲》对"七方"作了比较明确的阐述。正如他所说："方有七，剂有十，旧矣。虽有说者，辨其名而已，敢申昔人已创之意而为之订。""七方"是在《内经》基础上形成的，直到现在仍有重要指导价值，是组方不可缺少的原则。医生组方，若失去遵循原则，君臣佐使不明，不按规矩，其方很易成为乌合之众。医生用方不外乎已有的成方和个人临证组方。成方可分为经方时方两大类。经方数量不大，其识见高明，用意深远，奥妙难穷，只要用之得当，效如桴鼓。"能起大病者经方也"，此说不虚。我在1975年曾治刘某，男，40岁，患急性黄疸型肝炎，当即住某医院治疗，黄疸逐渐消退。但在黄疸消退期间出现冷热，每隔3~5天发作一次，而且均在下午发作，先冷后烧，体温39~40℃，2小时左右，汗出热退。该院始认为是输液反应，后又疑为疟疾，多次化验未查到疟原虫，亦曾按疟疾治疗无效，如此时近3个月，甚感疲惫。后经他人介绍，就诊于予。脉弦略数，舌苔薄白，遂疏小柴胡汤合桂枝汤，3剂而愈。处方：桂枝9g，白芍9g，柴胡9g，黄芩9g，半夏9g，党参9g，甘草6g，生姜3片，大枣3枚。此为邪在太、少二经，经气不和之候。故用小柴胡汤以和解少阳，桂枝汤以调和营卫，3个月之疾，竟起于3日，岂不速乎。又如1996年5月，我治王某，男，63岁，大便23日未行，亦是用经方加减获效的。该患者以脑溢血左侧肢体偏瘫住入某医院高干病房，经治疗病情好转，但出现腹胀、大便不通，已20天，每日尚在输液。该院同意请中医会诊。症见腹胀大，其状如鼓，不但大便20日未行，小便亦不畅通，赖导尿管排尿。脉数有力，舌苔黄中带黑，厚布于舌，干燥，舌质暗红，面呈肿浮之象，异常痛苦。当以下法治之。药用大黄30g，厚朴15g，枳实15g，炒莱菔子30g。服1剂大便未下，但觉腹胀稍轻。予思大黄用至30g，如何大便不下？鉴于腹胀较重，遂改用半夏15g，党参10g，黄芩10g，黄连6g，干姜10g，香橼10g，甘草6g。服完1剂后，腹中转气，有大便欲下之感。照上方加茯苓30g，泽泻15g。服完1剂后，大便泻下甚多，患者称约有1盆，先是干粪块，后是污秽物，1 天泻下 9 次，至今 23 日未通的大便，得以尽出，患者顿觉如释重负，小便亦随之通畅，脉转平静，苔亦减退，面亦无肿浮之象，饮食大增。细观此证乃气、水、糟粕互结之候。后方为半夏泻心汤加香橼、茯苓、泽泻，意在辛开苦降，既能行其气，又能行其水，水气行则糟粕乃下，小便得通。

时方内容更为丰富，使用面更宽，疗效亦较显著，是中医治疗的发展，不再举其治例。我以为多读方书，多记些方，既可便于临床应用，又是自己组方的基础，多多益善。证与方相符者则用其全方，证与方不完全相符者则加减用其方，务求与病相合。清·吴仪洛在《成方切用》中说："病有标本先后，治有缓急逆从，医贵通变，药在合宜，苟执一定之方，以应无穷之证，未免虚虚实实，损不足而益有余，反致杀人者多矣，用之切于病，岂易易哉。"清代汪切庵在《医方集解》中也说："庸医浅术，视之憪如，乃拘执死方以治活病，其不至于误世殃人者几希矣。"吴、汪之言，绝不是不要成方，而是说如何活用其方。诚然，在临床上根据病证情况，自己组方还比较多，但必须在多读方书的基础上，才能组好自己的药方。

用药与遣方有最为密切的关系。辨证落脚点是用药。药用得当与不当，直接关系疗效的好坏。譬如作战，即使战略战术正确，但兵不精或用兵不当，也是难以取胜的。要想把药用好，须注意以下几个方面：①要熟悉每味药物的性能。中药品种较多，其性味功能也各不同，很多药物性能并不单纯。如玄参既能清火解毒，又能养阴生津；鳖甲既能滋阴清热，又能软坚散结；牛膝既能补肝肾，强筋骨，又能行血散瘀，引药下行；砂仁既能行气调中，醒脾开胃，又能引气归肾；远志既能安神疗忘，又能治疮疡肿毒。记得我在从师学习时，有一肠痈患者，师在用大黄牡丹皮汤和薏苡附子败酱散变方时加入远志 30g，效果特别好。以后我在治疗肠痈时也用远志 30g，后在治疗肝痈时也用远志 30g，效果均好。由此可见，只有对药物性能了解清楚，才能用其所长，攻无不克，战无不胜。②要掌握药物用量的分寸。该用大量而不用大量，为药疲于病；不该用大量而用大量，为药过于病。过与不及，同属于失，甚至遗人夭殃。在一定程度上说，用量恰当与否是很不容易的，医学造诣不深，是难以恰到好处的。③要明确处方中药与药用量的比例。在一个处方中，有些药可用至 30g 或更多，有些药则用数克或更少。有的必须等量使用，如当归补血汤黄芪与当归，阳和汤熟地黄与麻黄，桂枝汤桂枝与白芍。如此等等，只有严格按照它的用量比例，才能获得好的效果。同时根据病证新久不同，用量也很有讲究。如久咳还须佐用汗透，深痹也须伍用祛风，但分量要轻，否则有开门引盗之误。那些不因人、因病、因时、因地制宜，盲目认为药量大能治病，是不全面的。

究竟何药用大量，何药用小量，大到什么程度，小到什么程度，在于医者据情而定。④要注意药物的炮制。同是一味药物，生用与熟用，其功效是不同的。如大黄生用则泻力大，炒炭则泻力小并能止血；干姜生用则温中散寒，炒炭则能温经止血；红花生用则活血散瘀，炒炭则散瘀止血。予治疗妇女月经过多并夹血块较多者，在辨证用药的前提下，往往用少量红花炭、大黄炭、牡丹皮炭，既能散瘀，又能止血，也可谓攻中寓补。此外，根据病症不同，也需炒用其药。如叶天士治某肝病，生地黄炒用，菊花炭用，是符合《金匮要略》"夫肝之病，补用酸，助用焦苦"之理的。其他如油、盐、醋、蜜、糖、酒等，也是制药必用。药物的炮制是目前许多药房中的薄弱环节，依我之见，中药房应设立炮制小灶，方能满足需要。这个特色，应予重视。⑤要留神鲜药的使用。有些药鲜用比干用好，如白茅根、芦根、竹叶、石斛、车前草等生用为佳，但限于季节和地域的关系，又不可能尽能鲜用，在条件允许的情况下，能生用则生用。前人也很重视鲜药的使用，四生丸即是其例。

　　总之，辨证、立法、遣方和用药，内涵非常丰富，虽为老调，确有必要重弹。

辨证思维六要

辨证论治是中医最显著的特色，是中医的优势所在，也是中医理、法、方、药在临床上的具体运用。它既是指导中医临床工作的理论原则，又是解决诊断治疗等实际问题的具体方法。通常将四诊得来的资料，结合地方、时令、气候及患者的体质、年龄、性别、职业及精神情绪等情况进行具体思维分析，或用八纲辨证，或用六经辨证，或用三焦辨证，或用卫气营血辨证，或用脏腑辨证，或用经络辨证等方法，从而找出疾病的本质，得出辨证的结论，最后确定治疗法则，并遣方用药，以期取得良好的疗效。结合个人长期临床实践，逐渐形成自己的辨证思维模式，即辨证思维六要。

1. 辨证中之证与证外之证，注意其杂

辨证中之证，即临证时注意抓主症。所谓主症，可以是一个症状，也可以是几个症状，它是疾病的中心环节。既是辨证的要点，又是治疗的重心。抓主症主要从三个方面着手。患者只有一个主症，同时伴有许多其他症状。如失眠患者，常伴有心烦、心慌、头晕、耳鸣等症状，显然，失眠是其主症。患者不知道什么是主症，对此，医生要仔细琢磨，多费心思，找出主症和主因。患者同时患有多种慢性病，究竟是治其一，还是兼而治之，根据其具体情况，从整体出发，权衡利弊，分清缓急，遵《素问·标本病传论》"谨察间甚，以意调之，间者并行，甚者独行"之旨，做出恰当的处理。同时，辨证必须"到位"，如患者已辨其为阴虚证，这是不够的，要进一步辨其为何脏、何腑之阴虚。所谓辨证外之证，即辨其兼夹症。兼症有时与主症是一致的，有时不一致，甚或是相反的。既要主次分明，又要统筹兼顾，更不要顾此伤彼。

案 1：赵某，女，18 岁，2005 年 8 月 15 日以"月经淋漓不断 5 年"为主诉就诊。12 岁时月经初潮，13 岁到现在月经淋漓不断（每天都有），量时多时少，经色暗。膝关节以下凉，手心热，纳差，入睡困难，易醒、多梦，大便带血，小便正常。冬季病情加重，畏寒，手足冷。苔薄白，舌质红、有瘀斑，脉芤。B 超检查提示：双侧卵巢增大，多囊性回声改变，胰腺轻度增大。刻诊为漏证，为脾肾亏虚，冲任失固所致。处方：川续断炭 10g，山茱萸 15g，茜草炭 10g，煅海螵蛸 30g，阿胶（烊化）10g，干姜炭 10g，党参 15g。7 剂，水煎服，日 1 剂。

二诊（2005 年 8 月 24 日）：服上药月经已干净 5 天，服药自觉每天有欲大便感，大便每天 2 次。腰酸、腰两侧胁下气多上下窜，矢气多。现感冒已 3 天，纳差，白带稍多，色稍黄。舌质、舌苔同上。照上方加炒山药 30g，盐杜仲 10g，炒麦芽 20g，麦冬 15g。10 剂，水煎服，日 1 剂（另开治感冒方 2 剂）。

三诊（2005 年 9 月 5 日）：服上药 8 剂，月经又至，鲜红，量多，行经时两胁下有空虚感。舌脉同上。处方：熟地黄炭 30g，荆芥炭 10g，制首乌 30g，茜草炭 10g，煅海螵蛸 30g，阿胶（烊化）10g，干姜炭 10g，山茱萸 10g，党参 10g，小麦 30g，地榆炭 30g，乌梅炭 10g。6 剂，水煎服，日 1 剂。

四诊（2005 年 9 月 12 日）：服上药后月经已有明显周期，但周期仍较短，色黑。双膝关节以下发凉，手心热，咽腔疼痛，面部有多个疖子，腹胀下午明显。舌质暗，边有瘀斑，苔黄，脉细。处方：炒白术 10g，生黄芪 15g，茯神 10g，党参 10g，远志 10g，炒酸枣仁 20g，龙眼肉 10g，制首乌 10g，木香 6g，栀子 10g，黄芩 10g，生地黄 20g，茜草炭 10g，煅海螵蛸 30g，炙甘草 6g。6 剂，水煎服，日 1 剂。

按：本案月经淋漓不断达 5 年之久，量时多时少，色暗，双下肢发凉，冬季怕冷是其主要症状。辨证为肾气不足，封藏不固，冲任失摄。以川续断、山茱萸补肝肾，党参、干姜温阳健脾，茜草、煅海螵蛸固冲止血，阿胶补血止血。干姜与阿胶同用，即《金匮要略》中的胶姜汤，"治妇人陷经漏下黑不解者"。茜草与海螵蛸同用，是《素问·腹中论》的四乌贼骨一藘茹丸的主要成分，治疗"血枯"。而"手心热，入睡困难，易醒"是其兼症，由淋漓伤血所致，不可视为阴虚内热，骤投滋阴清热之品。此即辨证外之证，注意其杂之义也。后投以归脾汤加栀子、黄芩、生地黄是权宜变方也，不失其活。

2. 辨静态之证与动态之证，注意其变

中医的证，是疾病在发生发展中某时期的特定的病理状态，可因外界气候、患者体质、邪正力量对比、治疗措施当否等多种因素而随时发生变化。疾病是动态的，又是静止的；静是相对的，动是绝对的。因为疾病是在人身上发生的，除病邪本身变动外，人体本身就是一个时刻不停的活动机体，尤其是用药以后，其变动更是明显。因此，医者不但要知病之为病，而且要知动之为动。这个动，主要靠医生依据当时的病态，细心体察出来。所以，医生对待复诊患者，要行方智圆，胆大心细，要具有对治疗疾病的驾驭能力，避免出现失误。因此，疾病是动态的，对疾病的整个辨证论治过程，是在动态中进行的，既有原则性又有灵活性。如果以僵硬的辨病论治的诊疗思路对待中医，必将把中医的研究引入歧途。

案 2：陈某，女，21 岁，2006 年 1 月 12 日以"面部烘热，面赤如醉 4

年，低热4个月"为主诉就诊。2005年9月无明显原因出现低热，体温37.5℃左右，面部烘热，面赤如醉已4年，下午或晚饭后较多，能持续3~4h。低热一般于下午、晚上发生，上午不发热。畏风寒，全身肌肉轻拍时疼痛，右肩部麻木似虫行，腰痛，月经提前10余天，经期6~7天，量多色暗、血块多。纳可，二便调。白带正常。咽干痛，饮水多，两手颤，颈显大。舌质红瘦，苔薄白稍腻，脉细数。2005年11月查血常规：WBC 0.31×10^{12}/L，类风湿因子弱阳性，血T3、T4正常。处方：金银花30g，玄参30g，栀子10g，蒲公英30g，赤芍15g，连翘10g，竹叶10g，知母10g，地骨皮15g，牡丹皮10g，柴胡10g，制香附10g，生甘草6g。6剂，水煎服，日1剂。

二诊（2006年1月18日）：发热减轻，体温37.2℃，面热时间短。大便干，咽干痛，仍手颤，全身肌肉叩击痛。处方：熟地黄10g，当归10g，生白芍20g，川芎6g，牡丹皮10g，地骨皮20g，柴胡10g，黄芩10g，桔梗10g，连翘10g，生甘草6g。6剂，水煎服，日1剂。

三诊（2006年3月11日）：体温一度降至正常，现又反复，故来诊。处方：熟地黄10g，当归10g，生白芍20g，川芎6g，牡丹皮10g，柴胡10g，黄芩10g，金银花10g，连翘10g，生龙骨、生牡蛎（先煎）各30g，地骨皮20g，知母10g，生甘草6g。12剂，水煎服，日1剂，嘱病愈即勿再来。

按：本案患者，病程较长，面烘热如醉，低热，全身肌肉叩击痛，两手震颤，月经提前，量多色暗，咽干痛，饮水多，畏风寒，乃风热稽留，深陷厥阴肝经，耗伤阴血，引动肝风，先以银翘散合地骨皮饮加减，疏风散邪，滋阴清热。药后，恶风寒消失，风热渐散，但低热未除。乃以邪陷厥阴为主治之，用地骨皮饮合小柴胡汤加减，以滋阴养血，和解透达，使耗伤之阴血渐复，深陷厥阴之邪外透，热退风熄，疗效良好。

3. 辨有症状之证与无症状之证，注意其隐

在临床实践中，常有许多患者症状较之疾病滞后或提前消失，即所谓"无症可辨"。如肝病无症状的"小三阳"或"大三阳"，糖尿病无症状的血糖、尿糖升高，B超提示的无症状性的结石，各种肿瘤早期阶段等。这些疾病在某些阶段常"无症可辨"。但根据患者的体质、面色、舌、脉、既往病史，结合临床经验，借助现代各种理化检验手段，寻找蛛丝马迹，找到"隐症"，变"无症可辨"为有症可辨。"无症可辨"的辨证论治必须突出中医特色，否则，单纯依靠现代医学的理化检查选方用药非但难以奏效，有时还会导致误治而延误病情。另外，某些疾病或主症的背后还隐藏着另外一种疾病或病邪，没有表现出明显的症状，处于较隐蔽的状态，与具有明显症状的疾病主症有着密切关系，治疗时应注意其隐匿的病邪或疾病。

案3：贺某，男，40岁，2005年9月9日以"左甲状腺癌部分切除术后1个月"为主诉就诊。术后未进行放疗、化疗，口干夜间为重，无口苦、口渴，纳、眠可，二便正常，无心烦、心慌，左颌下、左甲状腺仍有硬结节，如黄豆大小，触之坚硬不移，皮肤发紧。舌质淡暗，脉沉滞。此为痰毒郁结，气血瘀滞，以化痰散结解毒为治。处方：忍冬藤30g，炒白芥子10g，制胆南星10g，陈皮10g，夏枯草30g，连翘12g，赤芍30g，土贝母10g，玄参30g，皂角刺12g，川芎10g，蚤休10g，通草6g，葛根30g，生甘草10g。16剂，水煎服，日1剂。

二诊：服上药平和，颌下皮肤发紧较前减轻。舌质淡暗，苔黄腻。颌下结节是险恶之证，宜缓图之，仍以化痰散结解毒为治。处方：蚤休10g，蒲公英30g，夏枯草30g，黄芩10g，山慈菇10g，蜈蚣1条，土贝母10g，玄参30g，雄黄（冲服）0.2g，白花蛇舌草30g，赤芍15g，牡丹皮10g，陈皮10g，生甘草6g。15剂，水煎服，日1剂。

三诊：病情稳定，颈部皮肤发紧又有减轻，口干，小便黄，脉沉滞。处方：蚤休10g，蒲公英30g，夏枯草30g，黄芩10g，山慈菇10g，蜈蚣1条，土贝母10g，玄参30g，雄黄（冲服）0.2g，赤芍15g，牡丹皮10g，陈皮10g，制半夏10g，皂角刺10g，天花粉10g，连翘10g，生甘草6g。20剂，水煎服，日1剂。

四诊：颈部皮肤发紧又减，硬结缩小。处方：玄参30g，土贝母10g，生牡蛎（先煎）30g，炒白芥子10g，制半夏10g，山慈菇10g，陈皮10g，夏枯草30g，蜈蚣1条，连翘10g，赤芍10g，生甘草6g。30剂，水煎服，日1剂。

按：本案仅凭咽干、口苦、硬结，不易定性诊断，结合病理结果，属于痰瘀毒邪结聚的恶候。方用消瘰丸加减。白芥子、土贝母、皂角刺、制胆南星去筋膜之顽痰瘤结，赤芍、川芎活血化瘀，夏枯草泄肝热、散郁结，蚤休、雄黄、山慈菇、蜈蚣解毒清热，即是注意毒邪之隐。雄黄虽然有毒，但解毒之力较强，只要用之适度，效果很好，勿畏其毒而不敢用也。

4. 辨宏观之证与微观之证，注意其因

所谓宏观之证，指具有明显症状表现的证候，容易观察到，也容易辨识。而微观之证则相反，由于受条件的限制，或受诊疗水平的限制，不容易发现或辨识，不能找到疾病真正的病因所在，需医者认真辨识，究其所以然。再者，具体到每个疾病而言，既有宏观方面，又有微观方面，宏观易见到，微观易忽略。若辨之不细、不深入，大而化之，可能会只见森林不见树木，更不用说见到枝叶了。因此，必须把宏观之证与微观之证结合起来，抽丝剥茧，找到实处，从因论治。各种疾病，都有致病之因，由于人的体质不同和自然气候变化的复杂性，在感受六淫之邪以后，往往出现"互见互化"的情况。所谓互见，指同时感受两种以上病邪而发病；所谓互化，指在一定条件下，可以出现互相转化。所以在研究外界气候变化与疾病发生的关系时，必须注意人体的内在因素。内伤也是如此。如"五志"化火，食积化火，饮冷化寒等，都与人的体质有一定关系。可见治病求因重要，求因中之因则更重要。故《素问·至真要大论》云："有者求之，无者求之，盛者责之，虚者责之。"如果"有者"是有邪，或有此症状，是宏观之证；"无者"是无邪，或无此症状，是微观之证，都要追求其原因。微观能微到症之最小偏颇处，在治疗上方能丝丝入扣。

案4：尹某，男，71岁，2005年6月30日以"咳嗽、右胸痛1月余"为主诉就诊。2004年7月发现右甲状腺癌，在北京某医院行部分切除术。近2个月出现咳嗽、吐白色泡沫样痰，右胸疼痛，活动后胸闷，自汗多，黎明时恶寒，食欲可，大、小便正常，舌质红，苔白厚，脉数大。胸片示：右胸腔积液。此为郁毒内结，肺失通调，水液内停，宣降失司之证。治当涤浊解毒。处方：芦根30g，冬瓜仁30g，生薏苡仁30g，桃仁10g，桔梗15g，猪苓30g，雄黄（冲）0.2g，延胡索15g，炒白芥子10g，蚤休10g，生地黄30g，茯苓15g，生甘草10g。25剂，水煎服，日1剂。

二诊（2005年7月15日）：仍咳嗽，吐黄痰，痰中有血丝，胸痛加重，夜不能寐。舌脉同上。肺中郁热明显，应加重清肺之品。处方：芦根30g，冬瓜仁30g，生薏苡仁30g，桃仁10g，桑叶30g，桑白皮10g，地骨皮10g，桔梗15g，黄芩15g，白花蛇舌草30g，延胡索20g，生白芍30g，海浮石30g，炒麦芽20g，生甘草10g。30剂，水煎服，日1剂。

三诊（2005年8月16日）：胸痛、咳嗽较前减轻，痰中已无血丝，食欲减退，乏力。舌质红，苔黄厚腻，脉大。处方：芦根30g，冬瓜仁30g，生薏苡仁30g，桃仁10g，桔梗15g，制半夏10g，茯苓12g，陈皮10g，白蔻仁10g，海浮石（包煎）30g，炒神曲10g，猪苓30g，延胡索10g，生甘草6g。30剂，水煎服，日1剂。

按：本案咳嗽、吐白色泡沫样痰，右胸疼痛，活动后胸闷，自汗多，黎明时恶寒，是宏观之症状。胸片示右胸腔积液，是微观之证。求其所因，乃甲状腺癌切除后，正气虚弱，邪毒侵肺，肺失宣降，通调失职，水津失布，停于胁下所致。邪毒痰饮皆浊邪之类，辨病应注意浊毒蕴肺，治疗应注意涤浊荡邪，勿失其宜。

5. 辨顺易之证与险恶之证，注意其逆

顺易之证与险恶之证皆关乎神。《灵枢·天年篇》云："失神者死，得神者生也。"《景岳全书·传忠录》云："目光精彩，言语清亮，神思不乱，肌肉不削，气息如常，大小便不脱。若此者，虽其脉有可疑，尚无足虑，以其形之神在也。若目暗睛迷，形羸色败，喘急异常，泄泻不止，或通身大肉已脱，或两手寻衣摸床，或无邪而言语失伦……或忽然暴病即沉迷烦躁，昏不知人，或一时卒倒，即眼闭口开，手撒遗尿，若此者，虽其脉无凶候，必死无疑，以其形之神去也。"从临床来看，顺易之证比较好辨，比较好治。险恶之证，有的易辨，有的难辨，但皆为险恶之证，凶危立见，治之得当，可转危为安；治之失当，则命断矣。正如清代陈修园《时方歌括·小引》云："盖医者，生人之术也，一有所误，即为杀人。"临证之时，既要重视顺易之证的辨治，以免其误；更要重视险恶之证的辨治，以挽其危。

案5：孟某，男，3岁半，2006年4月14日以"智力、运动倒退2年"为主诉就诊。患儿1岁3个月时出现智力倒退，表现为1岁会拍手，会说"再见"，喊"爸爸、妈妈"，以后理解语言的能力逐渐下降，运动倒退。目前瘫痪在床，呼之不应，双手不自主徐动，无抽搐，病情进行性加重，夜间咬牙，牙已咬掉很多，夜间烦躁、哭闹。舌质红，苔薄微黄，脉浮大。曾用中西药、针灸等许多方法治疗，效果不明显。在北京某医院诊查为神经轴索营养不良症，并认为只能活到10岁，为全国第3例。神经系统检查：眼球震颤（+），舌颤（+），双侧肱二头肌、三头肌、膝腱反射与跟腱反射均亢进，巴氏征（+），肌张力高。诊为痿证，系脾胃湿热下注，阴精耗损，水亏火旺，骨枯髓减，元神失养所致。处方：盐黄柏6g，盐知母6g，生地黄3g，熟地黄3g，龟板15g，麦冬6g，天冬6g，桑白皮6g，地骨皮6g，石斛10g，生麦芽10g，川牛膝6g，石菖蒲3g，郁金3g。10剂，水煎服，日1剂。

二诊（2006年4月26日）：服药后感到好转，会大便，哭闹少，前6剂效果较好。现仍咬牙，进食时呛。指纹紫暗。舌质红，苔薄微黄，脉浮大。处方：盐黄柏6g，盐知母6g，生地黄3g，龟板10g，麦冬6g，竹叶6g，栀子6g，石斛10g，炒枳实6g，茵陈10g，通草3g，桃仁4g，红花3g，生龙骨、生牡蛎（先煎）各10g，赤芍10g，生石膏15g，郁金3g，玄参10g，生甘草3g。15剂，水煎服，日1剂。

三诊（2006年5月12日）：继续好转，会大便，会笑，睡眠好转，夜间哭闹少，吃饭呛减轻。舌苔薄白，脉细。照上方加怀牛膝10g，石菖蒲3g。15剂，水煎服，日1剂。

四诊（2006年5月28日）：症状同上。处方：生地黄6g，熟地黄3g，当归6g，白芍6g，生山药10g，山茱萸6g，泽泻3g，牡丹皮3g，茯苓3g，盐知母6g，盐黄柏3g，桃仁3g，红花3g，薄荷（后下）2g，川芎2g，炒麦芽10g，陈皮3g，大黄3g，桑叶6g，龟板（先煎）10g。15剂，水煎服，日1

剂，继续治疗。

按：本案患儿神情萎顿，痴呆不语，夜间咬牙，烦躁哭闹，咳嗽少痰，瘫痪，呼之不应，双手不能自主徐动，脉浮大，处于无神状态，病情重笃。源于脾胃湿热内蕴，上犯于肺，肺热叶焦，津液不布，下注肝肾，伤肝损肾，阴精耗损，水亏火旺，骨枯髓减，元神失养，治疗颇难。治以甘露饮合大补阴丸加减，滋阴降火，清利湿热，使湿热之邪渐清，肝肾阴精渐复，已见小效。此乃重证，难谈易治，只能缓缓图之，现代医学谓之只能活到 10 岁，不无道理。

6. **辨正治之证与误治之证，注意其伤**

在具体病证的整个诊疗过程中，经常会出现反复判断的情况，如首次判断错误，后来又做出正确的判断，这一过程，可以是对他人所做错误判断的纠正，也可以是医者纠正自己误诊所做的错误判断。这是认识深化的过程，是认识由不正确到正确反映疾病本质的过程，亦是一次性判断与反复判断相统一的过程。即使判断正确，亦需反复斟酌。不仅重视初诊，更重视复诊。许多疾病，尤其是慢性疾病，很难一药而愈，常需较长时间的治疗才能获效。因此，少不了复诊和多次复诊的问题。从临床所见，复诊患者大致有四种情况：一是有效，一是无效，一是加重，一是出现不良反应。对于药后有效的患者，一般比较好处理，或不必再药，或效不更方，或做些微调，渐治渐佳。当然，对于有效的患者，也不一定不更方。对于药后无效的患者，要细审之，常见有以下几种情况：一是辨证、用药均无差误，多因病程长，正气虚，邪气未服，果如此，应坚持原方，不要轻易改弦更张，否则越改越乱；二是首次辨证用药不妥，应当机立断，及时纠正；三是有些患者取了多剂药，首服数剂，效果很好，继服则效果不好了，这可能是药应变而未变的缘故，还应注意到患者自身因素如饮食、起居、情志变化等。从医生来说，要多责之于己。对于药后加重的患者，除用药失当外，常有药性与病情相争较剧而出现病情加重之象，必须区别对待，要慎而重之。对于药后出现不良反应，如呕吐、皮肤瘙痒、腹痛、腹泻等，要查其所因，各得其宜。总之，医生对患者服药后的每个变化，都须认真对待，切不可粗枝大叶，以遗人夭殃。这里所说的"伤"字，是指正气所伤，《素问·评热病论》云："邪之所凑，其气必虚。"一般说，人在患病后，正气均有不同程度的损伤，尤其是误治之证，正气损伤必然更甚。若遇此类情况，应察其所因，知犯何逆，伤在何处，及时救治，绝不能一误再误。《伤寒论》云："一逆尚引日，再逆促命期"，就是指出误治后的严重后果。因此，在整个治疗过程中，始终要注意"伤"字。

案 6：王某，女，65 岁。2006 年 1 月 25 日以"持续发热 2 个月"为主诉就诊。患者无明显诱因，发烧从下午 2 时到次日凌晨 6 时，体温 37.3～38.

8℃，不恶寒，自汗、盗汗，晨起乏力，下肢沉困，下午口渴，饮水多，口苦口干，眠差，纳少，二便调。舌质紫暗，舌苔黄厚腻，脉有促象。曾在当地医院查 CT、血培养、痰培养、结核抗体、肾功能等均无异常发现。既往有心律不齐、浅表性胃炎、十二指肠球部溃疡、脑梗死等病史。平时失眠，服安定片方可休息 5~6h。初诊为邪伏募原。处方：厚朴 10g，槟榔 10g，黄芩 10g，草果 6g，知母 10g，生白芍 20g，柴胡 10g，白茅根 30g，滑石（包煎）30g，青蒿 30g，生石膏 30g，生甘草 6g。10 剂，水煎服，日 1 剂。

二诊（2006 年 2 月 6 日）：服上药的同时配服西药达复康，体温能控制在37.2℃以下，停用西药则体温仍在 37.5℃，不恶寒，汗出，口唇脱皮，下午口渴饮水减少，痰转白，嗳气，食欲减退，大便溏，脉细数。守方加强养阴之品。处方：厚朴 10g，槟榔 10g，黄芩 10g，草果 6g，知母 10g，生白芍 20g，柴胡 10g，白茅根 30g，滑石（包煎）15g，竹叶 10g，生石膏 30g，白薇 15g，制鳖甲（先煎）30g，炒麦芽 20g。10 剂，水煎服，日 1 剂。

三诊（2006 年 2 月 17 日）：体温仍为 37.5℃左右。上方乏效，今以阳经郁火治之。处方：葛根 30g，升麻 10g，柴胡 10g，羌活 6g，防风 10g，白芍10g，党参 10g，白茅根 30g，车前草 30g，天花粉 10g，生甘草 6g，生姜 3 片，大枣 4 枚。15 剂，水煎服，日 1 剂。

四诊（2006 年 3 月 27 日）：近期体温波动较大，中午睡醒时，体温 37.4℃，20 分钟后体温自降至 36.5℃左右，服药期间有 2 天体温正常。无盗汗，近 2 日午后体温升高至 37.4℃左右，晚间热，自扪肌肤热，口干口黏，饭后嗳气，脘腹闷窒，大便干，2 日一行，舌欲溃疡。处方：杏仁 10g，白蔻仁（后下）10g，生薏苡仁 30g，厚朴 10g，清半夏 10g，竹叶 10g，滑石（包煎）30g，通草 6g，青蒿 30g，黄芩 10g，生甘草 6g。10 剂，水煎服，日 1 剂。

五诊（2006 年 4 月 7 日）：服上药后，低热渐除，病情向愈。按：本案患者低热近 2 个月，先以柴胡达原饮加减治之，病情无减。后疑为阳气郁火，用升阳散火汤加减治之，初见小效，后又无效。最后用三仁汤加味，宣畅气机，清利湿热，使弥漫三焦的湿热之邪得解。从本病治疗过程来看，三易其方，病方得愈，一方面说明湿热之邪的腻滞性和病程的缠绵性，另一方面也说明首诊用药也有些失当，好在及时辨识，及时纠正，未造成大伤。以上是我个人在临床上的一点肤浅体会，可能会有许多不当之处，请同仁指正。

张磊临证遣方三原则

孙玉信

张磊为全国第二批老中医药专家学术经验继承工作指导老师。他熟读经典，博采众方，虽至耄耋之年，仍能脱口背诵方歌数百首，临证遣方用药更是巧中有巧，妙中有妙。笔者有幸拜张磊为师，现就其遣方经验三原则探析如下：

开好"有药处方"与"无药处方"。

有药处方

张磊常讲，作为一位合格的中医，要会开"有药处方"和"无药处方"，所谓"有药处方"，即平时所开的有药物的处方，包括经方、时方、经验方。

经方：是指《伤寒论》《金匮要略》及《黄帝内经》所载的方，具有药味少、疗效显著的特点。只要辨证准确，用之得当，往往效如桴鼓。

如治患儿赵某，女，11个月，以"泻出水样便4个月"为主诉来诊。询问病史，乃因感冒用抗生素后，出现腹泻如水，每天20~30次，脱肛，多方治疗无效。诊见精神极差，畏寒，无发热，腹胀，消瘦，脱水貌，脉细，指纹淡。证属阳亡液脱，方用四逆加人参汤：制附子10g（先煎1小时），干姜6g，党参20g，炙甘草6g。6剂，水煎服。

药后，大便转为日1次，排便困难，家人自行让患儿服香油5mL，病情复发，大便带黏液，腹胀。药用：制附子6g（先煎1小时），干姜6g，党参6g，炙甘草6g，制半夏6g，黄芩3g，黄连1g，砂仁2g（后下），大枣1枚。6剂，告愈。

此为四逆加人参汤合半夏泻心汤，以辛开苦降，寒温并用，阴阳并调。张磊强调经方有它的独特疗效，加减药味，不能太多太杂，要主证主方，座次井然，主题分明，不要喧宾夺主。

时方：是指汉代张仲景以后医家所制的方剂，以唐宋时期创制使用的方剂为主，是临床治疗的进一步发展，其数量大，内容广，更适宜于临床选用。

如治患者刘某，女，52岁，以"头痛10余年、加剧6年"为主诉来诊，每次发作，头抵墙壁，痛不欲生，痛时颈项强直，不能转动，胳膊也硬，阴雨天加重。有高血压病史及阑尾炎术后肠粘连病史。口臭口黏，舌质暗，苔白，脉沉滞。脉证合参，为瘀血头痛，方用血府逐瘀汤加味：当归 9g，生地黄 15g，桃仁 12g，红花 9g，赤芍 9g，柴胡 9g，川芎 9g，桔梗 9g，枳壳 9g，蔓荆子 12g，决明子 15g，怀牛膝 12g，葛根 30g，甘草 6g。服上方 11 剂，头痛基本消失，时有耳鸣，去决明子加磁石 30g，巩固治疗。

张磊说，时方甚多，临床应用应注意以下几点：一要知方，知道每个方的主治证、组方的道理、配伍的原则等；二要切用，切于病，切于人，切于脏腑之性，切于季节之令；三要灵活，医贵通变，药在合宜。

经验方：是张磊在临床实践中，自己总结出来的行之有效方剂，如谷青汤（谷精草、青葙子、桑叶、菊花、薄荷、蔓荆子、黄芩、夏枯草、决明子、甘草），治疗因风热之邪伤于头部的病证；郁达汤（柴胡、枳壳、白芍、槟榔、厚朴、苍术、川芎、香附、栀子、神曲、甘草），治疗脏腑气郁、寒热错杂之证；山前汤（生山楂、炒山楂、生车前子、炒车前子），用于脾虚积泄；丹百汤（丹参、白檀香、砂仁、百合、乌药、全瓜蒌、郁金）用于气血瘀滞兼有阴虚的胸痹、脘腹疼痛、胁痛。藤络汤（鸡血藤、忍冬藤、丝瓜络、橘络、木瓜、制胆南星、路路通、川牛膝、酒桑枝、通草），治疗肢体关节肿胀疼痛等病症。还有眠安汤、平痤汤、清气汤等，临证应用，效果良好。

无药处方

所谓无药处方，是指针对患者不同的致病因素，尤其是因情志致病者，医生可根据患者的生活环境、工作环境、文化素养等，可以晓之以情，动之以理，分忧解难，给出恰当的心理疏导和健康指导，开出适合患者的"无药处方"，取得药物无法达到的效果。

对于文化层次较高而又比较熟悉的患者，也可以文字形式开出。如某位老年女患者，有文化素养和政治素养，喜画国画，突有丧偶之痛，整日郁郁寡欢，张磊在开完有药处方后，遂赠诗一首："雪里梅花雪后松，冷香高洁耐寒冬，一支画笔重挥洒，何计歪斜与淡浓。"患者情绪逐渐开朗，精神振奋，又拿起画笔，投入到创作之中。

张磊说，无药处方要开得灵活，开得适当，要有针对性，才会有好的效果。人皆乐生而恶死，只要方法得当，入情入理，患者是会愉快接受的，也可能会把看病当成一种精神享受。无药处方配合有药处方，增强治疗效果。

把握"效也更方"与"不效也不更方"。

效也更方

一般情况下，我们多遵从效不更方原则，但疾病是动态的，证候也是动态的，它随外界气候、个体体质、邪正关系、治疗措施的当否而变化。因此，张磊提出，治疗过程中，当病机发生变化时，前方治疗即使有效，也要更方，要方随机变，切中肯綮。

陈某，女，21岁，2006年1月12日以"面部烘热面赤如醉4年，低热4月余"为主诉就诊。自2005年9月无明显原因出现低热，体温37.5℃左右，面部烘热，面赤如醉4年，下午或晚饭后较多，能持续3~4小时，低热一般于下午、晚上出现，上午不发热，畏寒风，自觉全身肌肉轻拍时疼痛，右肩部麻似虫行，腰痛，月经提前10余天，经期6~7天，量多色暗血块多，纳可，二便调。白带正常。常感咽部干痛，饮水多，两手颤，颈显大。舌质红淡瘦，苔薄白稍腻，脉细数。

药用：金银花30g，玄参30g，栀子10g，蒲公英30g，赤芍15g，连翘10g，竹叶10g，知母10g，地骨皮15g，牡丹皮10g，柴胡10g，制香附10g，生甘草6g。6剂，水煎服，日1剂。服药后发热较前降低，温度37.2℃，面热较前时间短，大便干，咽干痛，口不苦，仍手颤，全身肌肉有叩击痛。药用：熟地黄10g，当归10g，生白芍20g，川芎6g，牡丹皮10g，地骨皮20g，柴胡10g，黄芩10g，桔梗10g，连翘10g，生甘草6g。服上药期间体温降至正常。

此乃风热稽留，深陷厥阴肝经，耗伤阴血，引动肝风，先以银翘散合地骨皮饮加减，疏风散邪，滋阴清热，恶风寒消失，风热渐散，但低热未除，病仍未变，证有变化，以邪陷厥阴为主，用地骨皮饮合小柴胡汤加减，以滋阴养血，和解透达，使耗伤之阴血渐复，深陷厥阴之邪热外透，热退风熄，疗效良好。

不效也不更方

不效也不更方，看似自相矛盾，实则不然。张磊认为，疾病是动态的，药物发挥作用是动态的、渐进性的，由量变到质变，尤其是慢性病，药虽对证，收效也有个过程，初服"无效"，只要把握方证准确，可以不必更方，继续服用，定会取效的，此即"不效也不更方"。

如孙某，女，28岁，2005年9月23日以"双眉棱骨疼痛1年"为主诉就诊。时轻时重，夜间易发作，伴有恶心呕吐，胸闷噫气，睡眠休息后明显好转，食欲可，口不干苦，大小便正常。舌质淡红，苔薄白，脉沉滞。有肾病史5年，尿蛋白（+~++），无明显症状，未服药治疗。

此为肾阴不足，内有郁热，以知柏地黄汤加味。

处方：生地黄炭30g，山萸肉10g，生山药15g，泽泻10g，牡丹皮10g，茯苓 10g，连翘 10g，芡实 30g，蝉蜕 6g，地肤子 15g，知母 10g，黄柏 6g，竹叶 10g。6 剂，水煎服。服药后，病情稳定，照上方继服 10 剂，直到服 1 个月，效果良好，5 年来尿蛋白第 1 次全部消失，潜血（＋）。

本案属慢性疾病，应以"王道之法"，初服药后，病情没有加重，不宜频繁更方，以守为主，可略作加减，待慢慢收工。

对于做到效也更方与不效也不更方，医者需要有深厚的中医基本功，还要有"慧眼""慧心"，有胆有识，方可进退有度，取舍有法。

防止"有方无药"与"有药无方"

所谓有方无药，是指医者墨守成方，方不中的，或不能灵活加减，机械照搬，或守一方而治百病，均难取得良好效果。张磊说，用方要做到"巧"与"活"，巧有两个意思，一是用方之巧，一是方中某味药之巧。活也有两个意思，一是根据病情变化，方药亦随之变化，即证变方亦变；一是在一张处方上要有灵动性。

所谓有药无方，是指方药庞杂，既不符君臣佐使原则，也没有精专不二、有的放矢之方阵，多是方药的堆砌，想取得好的疗效，自然十分困难，所以张磊反复告诫后学，要防止有方无药与有药无方。

张磊处方中之小量用药经验

何华

张磊教授，河南中医学院主任医师，为第二批全国老中医药专家学术经验继承人指导老师。其医理纯熟，辨治精准，方药灵变，每起沉疴。张老遣方用药除精专而外，还尤注意药量之大小变化，或大或小，或多或少，皆有规范。现将其临床经验介绍如下。

所谓处方中之小量，乃指一张处方中多数药量是大的，而少数药量则较小。张老临证常在以下情况下使用较轻药量。

1. 反佐宜用小量

有些大寒或大热证候，若单用"正治"法，则易发生格拒现象，张老为避免这一现象，在大剂温热药中加入少量寒凉药，或大剂寒凉药中加入少量温热药，以反佐之，起到诱导引药深入、不致药性与病性发生格拒的作用。反佐用小量，除药味少、量小以外，还含有药味少而量非小之义。所谓小是与大量寒凉药或大量温热药相对而言。如白通加猪胆汁和人尿并非小，但与温热药相比，量仍是小；左金丸重用黄连之苦寒泻火，降逆止呕，少佐吴茱萸之辛温以开郁散结、下气降逆，用吴茱萸就是反佐法，但量是小的。此两种情况在临床上应依据病情而斟酌应用。

2. 升提中气宜用小量

张老治疗中气虚而下陷，根据"陷者举之"的治则，在补中益气药中加入升麻、柴胡以引中气之陷而上升，疗效颇佳，但升、柴用量不宜大。如补气升肠饮（人参一两，白术五钱，川芎三钱，升麻一分）中升麻只用一分。《傅青主女科·正产肠下》解释说："此方纯于补气，全不升肠，即如用升麻一分，亦不过引气而升耳。盖升麻之为用，少则气升，多则血升也，不可不知。"张老认为，升陷剂中，升、柴用量虽不能局限于一分，但确实不宜过大。

3. 疏利气机宜用小量

凡气机因腻滞而不畅者，张老皆使用小量理气之品以疏利之。如滋补剂中用小量理气药如陈皮、砂仁等以宣畅呆滞，祛湿剂中用小量理气药以鼓荡气机。莫看其用量小，然作用甚大。

4. 醒脏腑之困或唤起脏腑之性者宜用小量

所谓"醒"和"唤"，是激发之意。张老对于脏腑功能因某种原因而陷于困顿不振状态的病证（本处是指慢性病证，不包括休克），治疗除辨证用药外，在一些情况下还常加入小量激发之品，以促进脏腑功能的恢复。如脾气虚弱，健运乏力，食纳减少，兼有湿象者，临床治疗在健脾益气的方药中，往往佐以小量草果、石菖蒲、木香等以醒脾困，其疗效明显优于单纯健脾益气法。又如肝血不足而性失条达者，张老在补肝剂中加入小量柴胡、薄荷、独活等以唤起升发条达之性。滑氏补肝散用小量独活，就是"假风药以张其气也"（唐容川《血论证·卷七·口》）。此法与疏肝解郁之剂意义有所不同，彼在舒肝郁，此在唤肝性。

5. 引火归元宜用小量

阴虚于下，火浮于上，此非火真有余，乃肾阴不足失恋，火不归宅而上浮。张老常以小量肉桂、附子加于壮水药中以引火归元，"导龙入海"。

6. 助气化作用宜用小量

张老认为，所谓气化，简言之，即指体内某些物质化为气，气又化为某些物质，也即饮食在体内气化、吸收、成形、排泄之变化过程。气化功能的维持主要依赖命门原气与宗气。若气化失司，则可导致机体代谢障碍，功能失调。例如膀胱气化失常，最易发生小便不利，在治疗上要辨证求因，审因论治，湿者渗利，热者清导，阴虚者壮水，阳虚者补火。同时为了增强膀胱气化功能，即使用渗利和滋阴之剂，亦常加入小量桂或附兼用以启肾之气化，在此情况下使用桂、附，不宜大量。

7. 兼治标证宜用小量

治标治本，抑或标本同治，俱应依据病证的具体情况施治，其用药分量大小，也应辨证而定。张老临床遇标证为次，或标证虽显，但非主要矛盾，若标本同治，则治标药味不宜过多，药量也不宜过大。如顺肝益气汤治疗妊娠恶阻，方中陈皮只用三分，砂仁只用一粒，神曲也只用一钱，而人参、当归用至一两，熟地黄用至五钱。因妊娠恶阻多为肾水不足，肝血太燥，脾胃衰微，不胜频吐，故重用滋阴和补气之品以治其本，而仅少佐以开胃之品兼顾其呕恶之标。正如《傅清主妇科·妊娠恶阻》中云："此方平肝则肝逆除，补肾则肝燥息，补气则血易生。凡胎病而少恶阻者，俱以此方投之，无不安。"临床如此类处方不为少见，皆具有主次分明，功用协调，方不板滞之特点。他如气病及血，血病及气，阴损及阳，阳损及阴之证，张老均以标本兼治，但所及之处，为善尚轻，故治疗就不宜平分秋色，而是当大则大，当小则小。如补阳还五汤证，缘于元气亏损，半身无气，无气则不能动，而成半身不遂，此因气虚而致血行不畅，自然补气应为主要法则，故张老重用黄芪四两，以峻补其气，其余活血通经药物则皆为小量。

此外，对于剧毒药、某些芳香开窍药张老亦自然使用小量，不再赘述。

总之，张老注重辨证论方，据证用药，组方严谨，对指导后学临床用药、提高疗效大有帮助。

治 杂 方 法

所谓杂病，泛指邪正矛盾复杂，迁延难愈的一些病证。一般具有以下特点：一病情错综复杂，或表里同病，或寒热错杂，或虚实互见；二病邪深痼，如风邪、火毒、沉寒、顽痰、湿黏、瘀血、滞积相互胶结，不易被祛除；三病邪峻厉，人体正气不能与之抗拒，或患者意志委顿，神气消索，对治疗失去信心等。兹从以下几个方面谈谈治疗杂病的方法。

1. 以常治杂　内科杂病，病种虽杂，以其性质来说不外乎寒、热、虚、实；从部位来讲不外乎表、里、上、下。因此在治疗上不外乎寒者热之、热者寒之、虚则补之、实则泻之等大法。但是用好这些常法，也绝非易事，作为医者，应以仲景所言"留神医药，精究方术""思求经旨，以演其所知""勤求古训，博采众方"。医者在治疗每个疾病时都离不开辨证、立法、遣方、用药这几个方面，其中辨证是前提，是关键，假若辨证有误，其他方面也就随之而误了。故此，每治一病都要在辨证上下功夫。辨证固然重要，而立法、遣方、用药，失当、失精、失巧也直接影响疗效。医者除及时学习当今新的经验外，还要认真深研经典，博览历代医家著作，这是宝库中的瑰宝，取之不尽，用之不竭。我平以常治杂病时多采用经方、时方和自拟方。

（1）经方治杂：通常所说的经方，是指张仲景及其以前的方剂。经方药味虽少，然组方严谨，义理精深，君臣佐使分明，它的疗效显著性和可靠性，是历代医家所公认的，能起大症与重症。且经过长期临床检验，用之若能药证相符，则效如桴鼓。

【病案】　宋某，女，24岁，农民。产后半个月开始出现全身水肿，其特点是时肿时消，肿时则全身明显水肿，消时如常人，肿一天消一天，如此已5个月余，化验检查未见异常，服药无效。舌质淡红，苔薄白，脉虚弱。此乃营卫不和，三焦气化失调之候。治以调和营卫，和畅三焦。方用桂枝汤合小柴胡汤加味。处方：柴胡10g，黄芩10g，半夏10g，党参10g，桂枝10g，白芍10g，生龙骨30g，生牡蛎30g，炙甘草6g，生姜3片，大枣3枚。3剂，水煎服，每日1剂。服1剂后，第2天全身水肿较前明显减轻。3剂服完，水肿已未发作，效不更方，继服3剂而病愈。

小柴胡汤的功用，常称为"少阳枢机之剂，和解表里之总方"。唐容川在《血证论》中对小柴胡汤的解释较为精辟。他说："此方乃达表和里，升清降浊之活剂。人身之表，腠理实营卫之枢机；人生之里，三焦实脏腑之总管。惟少阳内主三焦，外主腠理……以其宣通上焦，则津液不结，自能下行。"桂枝汤为解肌发表，调和营卫之方。清代徐忠可谓："桂枝汤外证得之能解肌祛邪气，内证得之能补虚调阴阳。"故用桂枝汤以调和营卫，补虚调阴阳，用小柴胡汤以和畅三焦。药后营卫得和，三焦气化得行而肿自消。

（2）时方治杂：时方是指张仲景以后医家所创用的方剂。时方数量大，内容也非常广泛，是临床治疗的进一步发展，是历代医家经验的结晶，已成为临床治疗中举足轻重、不可缺少的方面。随着医学的发展，新的有效方剂也不断出现，显示了中国医药学的强大生命力。一个人限于时间、精力，不可能全部掌握，清代陈修园为了便于应用，从众多方剂中精选了108首，这些方大都为医界所知，疗效可靠。对于医生来说，多掌握一些方剂，用药方能有章有法。在应用时方时也与应用经方一样，绝非生搬硬套，而是变而通之，为我所用。如补中益气汤加减可治疗气虚头痛、气虚发热、气虚水肿、小腹坠痛、胃下垂、脱肛、眼睑下垂等多种疾病，总之凡具有补中益气汤证者均可使用，贵在加减。

【病案】　宁某，女，28岁。1年前无明显诱因出现低热，经治疗热退，此后低热经常发作，多在午后夜间，体温波动在37.2～37.5℃，发作时伴有头痛、恶寒无汗，全身乏力。夏季发作频繁，纳食尚可，但食后胃易胀，夜寐佳，二便调，舌质淡红，苔薄白，脉细无力。根据症、舌、脉表现，诊断为气虚发热。方用补中益气汤加减。处方：党参15g，黄芪30g，白术10g，当归10g，陈皮10g，升麻6g，柴胡6g，白芍12g，知母10g，白薇10g，鳖甲15g，炙甘草6g。6剂，水煎服，每日1剂。药后低热渐退，体温波动在36～37.1℃，头痛减轻，渐感有力，舌、脉同前。守上方去鳖甲，加生龙骨30g，生牡蛎30g，继服6剂。前后加减服药20余剂，其病告愈。

运用补中益气汤治疗发热时，根据病情，可加白薇，以退虚热；下午及夜间发热重者，加生白芍以敛阴养血；若有阳浮之象者，加生龙骨、生牡蛎，可收敛外浮之阳以入内，又可收敛元气归根；若有阴伤之象者，加知母，既可滋阴之化源，又可制黄芪之温；若兼有火热者，加生石膏、黄连，意在退火以去元气之贼。上述几味，可以单加，也可以兼加，视病情而定。

（3）自拟方治杂：社会在发展，自然环境在变迁，疾病谱亦在演变，故有"执古方难以尽愈今病"之说。有感于此，在灵活运用古方的同时，还要多组新方，以应疾病无穷之变化。如自拟丹百汤，药用丹参30g，檀香3g（后下），砂仁3g（后下），百合30g，乌药10g，全瓜蒌30g，郁金10g，治疗气滞血瘀，兼有阴虚的胸痛、胁痛、脘腹痛；自拟眠安汤，药用百合30g，生地黄

10g，麦冬 30g，炒酸枣仁 30g，茯神 10g，灯心草 3g，竹叶 10g，胆南星 6g，生龙骨 30g，生牡蛎 30g，小麦 30g，甘草 6g，大枣 6 枚，治疗阴虚阳浮、心神失宁，并火旺的失眠、脏躁等症；自拟谷青汤，药用谷精草 30g，青葙子 15g，决明子 10g，酒黄芩 10g，蔓荆子 10g，薄荷 10g，桑叶 10g，菊花 10g，蝉蜕 6g，夏枯草 15g，甘草 6g，治疗风热、郁热所致的头痛、眼痛、鼻渊等；自拟面痤消汤，药用黄芩 10g，黄连 10g，牛蒡子 10g，玄参 30g，桔梗 10g，板蓝根 30g，升麻 10g，马勃 10g，连翘 10g，陈皮 10g，僵蚕 10g，薄荷 10g，生薏苡仁 30g，白芷 6g，赤芍 15g，甘草 10g，治疗火毒较重的面部痤疮。

【病案】　　赵某，男，36 岁。头晕，脑鸣 2 年余。患者长期在国外从事翻译工作，且平时抽烟量大，每日 2 包，渐出现头晕，脑鸣，多梦，舌质红，苔薄黄，脉沉滞。证属风热上扰清窍。方用谷青汤加减。处方：谷精草 30g，青葙子 15g，酒黄芩 10g，蔓荆子 10g，薄荷 10g，桑叶 10g，菊花 10g，蝉蜕 6g，怀牛膝 10g，生龙骨 30g，生牡蛎 30g，甘草 3g。6 剂，水煎服，每日 1 剂。药后头晕消失，脑鸣减轻，夜晚入睡慢，多梦。照上方加炒酸枣仁 30g，茯神 10g。继服 6 剂，症状消失而停药。后因工作劳累，脑鸣复作，睡眠多梦，口干不苦，食欲可，大便排泄慢（30~40 分钟），小便正常，舌质红，苔薄黄，脉沉滞，治疗仍守上方加荷叶 30g，槐角 30g，继服 10 剂而愈。

谷青汤主要药物多入肝经，如谷精草、青葙子、菊花、薄荷、蔓荆子、决明子、酒黄芩、夏枯草等。因为头目疾患虽与阳经有关，但与厥阴肝经也关系密切。头为诸阳之会，与厥阴肝脉会于巅。方中药物性多寒凉，味多辛甘，质多轻清，多为风药。头为诸阳之会，其位最高，非风药莫能上达至巅；风热之邪壅塞清窍或阳气郁而失展，非寒凉莫能清，非辛甘莫能散，只清不散则取效不捷，只散不清则取效不彻，故应清散合用，里外同治，使风热之邪无潜藏之所。

2. 以奇治杂　　内科杂病多疑难，也多怪异，《素问·奇病论篇》中的"奇病"，实际上也就是现在所说的疑难杂症。由于内科杂病多较奇特，其症状表现也常稀奇古怪，遇此病以常法之外的方法治疗多获良效。以奇治杂，有独出心裁，以奇制胜之意，但也绝非无理论、无依据、无辨证的乱施奇法。说是奇法，实际上仍是辨证论治的结果，只不过是治疗方法不同于一般而已。

（1）反激逆从：本法是用性味、功效或作用趋势相反的药物相配伍，从而激发出新的治疗效应。适用于病机复杂，或寒热相混，或虚实相兼，或表里并存等病证。

1）升降并用。升降出入，是人体气化功能的基本形式，是脏腑经络，阴阳气血矛盾运动的基本过程。人体脏腑经络功能活动，脏腑经络以及气血阴阳，无不依赖于气机的升降出入。升降出入，是机体各脏腑组织的综合作用。升降失调是疾病发生的基本病机之一，故治疗时采用升降并用法调节。现以补中益气汤加味治疗气虚兼有阳亢之头痛加以说明。

【病案】　李某，女，20 岁。头痛，头晕间作 2 年余，加重半年。患者平时易生气，2 年前开始出现头痛头晕，时全头痛，时偏头痛，时前额痛，多于劳累生气时发作，与气候变化无关。休息后可以缓解。近半年休息后已不能缓解，缓解后头部有空虚感，精神不振，时欲睡，乏力，食欲减退，夜寐多梦，二便正常，舌质淡红，苔薄黄，脉数无力。既往各项检查均无异常发现。诊断为头痛。证属中气不足，清阳不升，兼有阳亢。以补中益气汤加味。处方：党参 10g，黄芪 15g，炒白术 10g，当归 10g，陈皮 10g，升麻 6g，柴胡 6g，蔓荆子 10g，白芷 6g，生龙骨 30g，生牡蛎 30g，钩藤 20g，炙甘草 6g。6 剂，水煎服，每日 1 剂。后因患其他疾病来诊，询问服上药情况，告之服上方 6 剂后头痛发作次数明显减少，程度减轻，持续时间缩短。守上方又服 12 剂而愈，已 1 年未发。

补中益气汤有补中气、升清气之功效。方中虽有升麻、柴胡升发清阳之气，又加蔓荆子、白芷以增升清之功。气虚患者往往体质较差，多兼有虚阳上浮之象，且患者平时易生气，致肝郁化火，肝阳上扰，故加生龙骨、生牡蛎以潜之，钩藤以平之。方中有升有降，相反相成，收到较为满意的疗效。

2）寒热并投。由于阴阳互根，寒热转化，临床中不少慢性病、疑难病可见寒热错杂之象，故治疗时可采用寒热并投之法。治疗口腔溃疡反复不愈，常用三黄二姜（僵）一附汤（经验方），药用黄芩、黄连、黄柏、干姜、僵蚕、制附子；治疗顽痹以川乌、桂枝合知母、生地黄；治胃肠炎用干姜、高良姜与黄连、黄芩相合。兹举一例说明。

【病案】　李某，女，37 岁。因胃脘部胀痛 1 个月余初诊。1 个月前开始出现胃脘部胀痛，多于食后发作，发作时痛苦难忍，按之疼痛加剧，纳差，叩之胃脘部胀气明显，大便不爽，臭秽异常，舌质红，苔黄厚腻，脉弦。依其症、舌、脉表现，诊断为胃脘痛。辨证属气滞胃脘痛。治以和胃降逆，开结除痞。方用半夏泻心汤加减。处方：半夏 10g，黄芩 12g，黄连 6g，干姜 9g，厚朴 12g，炒枳壳 10g，炒莱菔子 15g，炒山楂 15g，炒神曲 15g，甘草 6g。3 剂，水煎服，每日 1 剂。3 剂服完后胃脘胀痛大减，食欲大增，大便通畅。守上方继服 8 剂后诸症消除，停药 2 个月后未复发。

半夏泻心汤具有辛开苦降的作用，寒温并用，阴阳并调，故胃脘胀痛止。寒热并用，不仅有互制之功，更有相反相成之妙，诚如李时珍所谓"此皆一冷一热，一阴一阳，寒因热用，热因寒用，君臣相佐，阴阳相济，最得制方之妙，所以有成功而无偏胜之害也"。方中加厚朴、炒枳壳以行气宽中除胀，加炒莱菔子、炒山楂、炒神曲以消食化滞。诸药合用，使脾胃升降有序，气机通达，食积化而胀痛除。

3) 补泻同施。本法适用于正虚邪实，虚实夹杂病证。补指补其不足（气血阴阳），泻指泻其邪实。因疾病发展至某个阶段，正虚与邪实同时明显。若单纯补虚则邪实更甚，若单独攻邪则正气更伤，均不利疾病恢复。故治疗上采用攻补兼施。因正气不足，故选攻邪之药要缓和，以免再伤正气。

【病案】　李某，女，42岁。全身肿胀，时轻时重5年。6年前因劳累后出现全身郁胀水肿，时轻时重，常感体倦乏力，行走几里路就觉双下肢沉困，腿不能抬，小便偏少，月经按时来潮。经西医检查一切正常。曾在某中西医院按内分泌失调治疗，服中药50余剂，症状毫无减轻。查舌质淡胖有齿痕，苔白腻偏厚，脉沉滞。辨证属脾虚，气化功能失常，水、气瘀阻之候。治疗采用半补半疏法。处方：炒苍术10g，炒白术10g，炒白扁豆12g，生黄芪15g，茯苓15g，猪苓10g，泽泻15g，赤苓10g，青皮6g，陈皮6g，炒枳壳6g，炒枳实6g，滑石15g，通草6g，甘草3g。3剂，水煎服，每日1剂。服3剂后肿胀明显减轻，身困亦轻。后以上方略有加减，又服10余剂渐愈。

此病较为多见，临床称为郁胀病，多见于中年女性，病程较长，化验检查无异常，多为脾虚气滞，水湿失于输化所致。主要症状是全身郁胀，身困无力，下肢按之有轻度凹陷性肿，肿甚时小便量偏少。在治疗上，大补、大利、大攻皆非所宜，宜施半补半疏之剂，使脾运健，水湿除，气化行，而肿胀自消。

4) 表里同治。此法适用于表邪未解，但已入里化热。表里同病是指表证和里证在一个时期同时出现。这种情况的出现，除初病即见表证又见里证外，多因表证未罢，又及于里；或本病未愈，又兼标病，如本有内伤，又加外感或先有外感，又伤饮食之类。由于表证、里证往往与寒热虚实相关，所以表里同病者有多种证候。临床常见的有表寒里热、表虚里实、表实里虚等。临证根据表里寒热虚实的不同，选方用药亦不相同。

【病案】　姜某，男，6岁。高热近半个月。发病前天气较暖，突然转寒，气温骤降，又阴雨数天，突发高热，体温波动在39.5~40℃，用西药解热剂，热可暂退，移时又热。就诊时体温39.5℃，无汗，口渴，腹胀满，舌质红，苔薄白兼黄，脉浮数。证属太阳、阳明并病之候。治以疏风解表清热为主。方用清解汤加味。处方：荆芥3g，蝉蜕10g，薄荷3g，连翘10g，苇根30g，生石膏30g，天花粉10g，大黄3g。3剂，水煎服，每日1剂。复诊时，患儿父亲说，服药1剂体温开始缓慢下降，第3剂未服完热全退。嘱其慎风寒，节饮食，无需再药。

此证为感受风寒，未能及时得到辛温解表之剂，以致发热不退，表证未罢，里证又见。发热、无汗脉浮为太阳表邪不解之象，口渴、腹胀满、舌红为邪入阳明之征，故采用表里同治，药后表邪得解，里热得清，病竟速愈。

（2）内外贯通：中医学有内外科之分，二个不同学科的病证、机制、治法诚然有所区别，然而人体的脏腑经络是一个统一的整体，营卫气血周流内外，证虽发于外，病实起于内，即使是内科疾患常有外征现于表，故病因病机无不相通。

【病案】　王某，女，26 岁。全身关节及骨内凉痛 10 个月。10 个月前因产后受凉，首见左侧上下肢怕凉疼痛，渐至全身关节凉痛，终至骨内亦凉痛，手足不温，怕风，怕冷，盗汗，白天活动后出汗，食少，舌质淡红，苔薄白，脉沉弱。查血沉，抗"O"、类风湿因子均正常。经用中西药治疗 8 个多月，病情无明显改善。根据病史及症、舌、脉表现，证属寒客于筋骨，血气痹阻。治以温经通络，散寒通阳。方用阳和汤加味治之。处方：熟地黄 30g，麻黄 6g，炒白芥子 10g，鹿角霜 10g，肉桂 6g，炮姜 6g，浮小麦 30g，山茱萸 10g，炙甘草 3g。6 剂，水煎服，每日 1 剂。服上方 6 剂后患者自感全身关节及骨内凉痛，畏风寒之症较前减轻，手足渐温，汗出减少，舌脉同前，效不更方，守上方继服 6 剂，上症逐渐减轻。后按上方略有加减，共服药 20 余剂而病愈。

阳和汤原为痈疽流注属于阴寒而设，此用治疗寒痹，是取其病因病机相同。方中姜炭改炮干姜，加肉桂以温经通络，散寒通阳；白芥子善化络中之痰以消痹阻；麻黄宣发阳气，以布阳和；熟地黄、鹿角胶填精补阳，强壮筋骨，加浮小麦、山茱萸以滋阴敛汗。全方作用，使寒凝去而络脉通，阳气布而筋骨健，故病获愈。

3. 以杂治杂　鉴于内科杂病病因多杂，内脏功能失调多杂，一个人身上往往有多种疾病，多种病因，寒热虚实夹杂者有之，多脏多腑为病者有之，阴阳气血逆乱者有之，旧病加新病者有之。本法是广集寒热、温凉、气血、攻补于一方，治疗某些病机表现为气血同病、病邪深痼、寒热虚实夹杂的病证。《素问·至真要大论》说："奇之不去则偶之，是谓重方，偶之不去，则反佐以取之，所谓寒热温凉反从气病也。"经文提示，对复杂病证，单用奇方或偶方不能奏效时，应采用重方或反佐法治疗。大方、复方就是"重方"和"反佐法"的综合疗法。本法所用药味多，寒热、温凉、补泻兼融，只要运用恰当，往往具有奇特的功效。杂不是杂乱无章，而是阵容较庞大，但又组织严谨，主辅协调，针对性强，此非医理透彻，经验纯熟，是不可能运用好的。究竟如何杂，杂到什么程度，只能是医者去心悟而使其巧了。

【病案】　李某，女，36岁。腹泻2年。2年前因饮食不慎而致腹泻，每日10余次，经用中医药治疗大便转成每日3~6次，质稀溏，经查结肠镜未见异常。经多方治疗，腹泻时轻时重，但始终未愈，轻时每日3次，重时每日3~6次，冬季伴小腹凉，四末欠温，时腹鸣，多于劳累，食油腻食物加重。平时易上火，表现咽痛口干。纳眠可，月经后错，量少色淡。舌质红、苔薄白花剥，脉沉弱。呈虚实寒热夹杂之象，遂选用麻黄升麻汤治之。处方：麻黄3g，升麻6g，当归10g，茯苓10g，炒白术12g，白芍10g，天冬10g，生石膏15g，桂枝10g，炮干姜20g，黄芩10g，知母10g，玉竹10g，甘草6g。6剂，水煎服，每日1剂。服上方腹泻减轻，由初诊时每日6次减至每日3次，大便前小腹疼痛，便后痛减，时肠鸣，舌脉同上。守上方将干姜减至15g，加陈皮10g，防风6g，又含有痛泻要方之意，以起抑肝扶脾之功。按上方药味，用量略有调整，共服30剂而病愈。

本方出自《伤寒论》，其病机为正伤邪陷，不但虚实相兼，而且寒热错杂，而本病病机与其相同。方中麻黄、升麻能发越在下之郁阳，《内经》云"阳气在下，则生飧泄"；当归温润养血；白术、干姜、茯苓、桂枝温阳理脾；知母、黄芩清其热；玉竹、天冬、石膏、白芍、甘草滋其阴。此方药味虽多，并不杂乱，而是重点突出，井然有序。全方共奏温脾清热，发越郁阳，滋阴养血之功。通过本例治疗，对我们启发很大，广开治疗思路，亦可见中医学的博大精深。

4. 以简治杂　内科杂病，有些病固然复杂，但绝非是一概使用复杂大方去治疗，更多的则是执简以驭繁，澄源以清流，主要矛盾解决了。次要矛盾也就迎刃而解了。治病求本，是医者必须遵循的原则。内科杂病，病情多复杂，病程多绵长，治疗往往棘手，除注意多虚、多瘀、多郁、多痰外，还必须注意脾胃的调理。临床上有心病从脾胃治，肺病从脾胃治，肝病从脾胃治，肾病从脾胃治。正如清代黄宫绣曰："土有长养万物之能，脾有安和脏腑之德。"又曰："脾气安和，则百病不生；脾土缺陷，则诸病丛起。"治疗肝病，多从脾胃着手治疗，效果较好，此正是"治肝不应，求之阳明"之理也。

5. 以守治杂　守是坚持，遵守之意。慢性疾病虽然比较复杂，但相对来说，病情比较稳定，因此，在确定治疗原则和方药无误以后，当守方以治之，很难一药而愈，往往需要较长时间治疗才能获效。如若不然，今天一变，明天一变，变来变去，不仅乱了病证，也乱了自己，本来是对的，会越变越错，这是医者之大忌。有些病，病程较长，缓缓图之，自有效果，也正是"王道无近功"之意。所谓守，是守其则，守其法，守其方，但绝非是一味药不变、分量都不变的死守。

【病案】　张某，女，42岁。间断性不寐10余年，加重半年。10年来，患者经常不寐，不明原因，近半年病情加重，甚则彻夜不眠，口服艾司唑仑（舒乐安定）2～3片也难以入睡，在其他医院服中西药治疗乏效。询其症状，有心烦急躁欲哭，入眠时易惊颤而醒，口干口苦，耳鸣，平时易上火，大便干，小便黄，月经正常，舌质红，苔薄黄，脉细。证属阴虚火旺，痰火内扰。治以滋阴清热，化痰安神。用眠安汤（自拟方）加减。处方：百合30g，生地黄20g，麦冬30g，炒酸枣仁30g，茯神10g，灯心草3g，竹叶10g，胆南星6g，生龙骨30g，生牡蛎30g，小麦30g，甘草6g，大枣5枚。6剂，水煎服，每日1剂。服药后睡眠有所改善，不服艾司唑仑已能入睡3～4h，耳鸣及心烦急躁均减轻，仍口干口苦，大便已不干，但排便不畅，小便正常，舌质红，苔薄黄腻，脉细。守上方加玄参15g，继服7剂。后又在此方基础上略有加减治疗2个月余，服药76剂，告愈。

失眠多因脏阴亏虚，痰火内伏，神不守舍，魄不归位，魂不潜藏所致。方中百合、生地黄、麦冬、炒酸枣仁养心肺之阴，清心肺虚火，除烦安神；胆南星、茯神清热化痰，定惊安神，祛内伏之痰火；灯心草、竹叶清心火，除烦安神；甘草、大枣养心脾，润脏躁；生龙骨、生牡蛎平亢奋之阳，镇潜安神。全方共奏滋阴清热，化痰安神之功，故治疗顽固性失眠属阴虚火旺挟痰者，多获良效。

6. 以变治杂　除上面所说的守法之外，更多的则是变法。有些病能始终恪守一个治则，有些病可能需更换多个治则，要做到当守则守，当变则变。因为疾病是动态的，尤其是治疗后，其动态更为明显，包括有效、无效和加重，因此，在治疗上要以变应变，做到症变治亦变。症变应审出是质变还是量变，一般说质变比较明显，易于辨出，量变则比较细小，往往易于疏忽，医贵能把握住这些细小变化及其发展变化的趋向与转归，及时调整治法，变换方药，以期达到最佳用药。因为病邪与正气，经常处在消长进退之中，尤其是服药后，变化更为明显，若不能及时应变，做出调整，疗效就难以提高，甚至还会耽误病情。

【病案】　龚某，男，66岁。心烦急躁伴头痛8个月。8个月前因工作劳累紧张，致心烦急躁，胸中热似有火烤，口干渴，头痛以前额为主，眼痛鼻塞，食欲减退，夜眠差，手足心热，大便时干时溏，排泄不爽，舌质红，苔薄黄腻，脉沉有力。证属心火内盛。治以清心泻火，养阴除烦。方用凉膈散、清宫汤合栀子豉汤加减。处方：栀子10g，连翘10g，黄芩10g，薄荷6g（后下），竹叶10g，大黄3g，莲子心3g，玄参30g，麦冬10g，淡豆豉30g，陈皮10g，竹茹15g，生甘草3g。4剂，水煎服，每日1剂。

二诊：上症略有减轻，但不甚明显，头痛如劈，余症同前。今从痰湿肝火治之。方用黄连温胆汤合龙胆泻肝汤加减。处方：清半夏 10g，陈皮 10g，茯苓 10g，炒枳实 10g，竹茹 30g，黄连 10g，胆南星 10g，天竺黄 10g，桑白皮 15g，地骨皮 15g，龙胆 10g，泽泻 10g，夏枯草 30g，车前子 10g（布包），生地黄 15g，甘草 3g。3 剂，水煎服，每日 1 剂。

三诊：上方服完效果尚可，自己又取 4 剂。现心烦急躁，胸中烦热如火烤，口干、头痛较前减轻，睡眠改善，仍眼痛，鼻出气热，手、足心发热，小便黄，舌质红，苔薄白，脉数，心烦急躁。今改治头痛，兼治心烦。处方：谷精草 30g，青葙子 15g，决明子 15g，桑叶 15g，蔓荆子 12g，蝉蜕 6g，黄芩 10g，竹叶 10g，灯心草 3g，车前草 30g，胆南星 6g，生地黄 15g，甘草 6g。6 剂，水煎服，每日 1 剂。病情逐渐好转，后又改血府逐瘀汤、六味地黄汤，前后服药 32 剂而病愈。

此案病情比较复杂，根据不同阶段，采用不同的治法。初诊心火较甚，治以清心泻火除烦为主；复诊心火基本已清，但头痛如劈，为痰火，肝火过盛所致，故治以清化痰热、泻肝胆实火；三诊则以疏风清热，清利头目为主；四诊依其久病多瘀的特点，又从瘀而治，后以补肝肾而收功。疾病是动态的，治法也要随之而变化。否则死守一法，疾病难愈。

临 证 八 法

杂病又名杂症，通常指外感病以外的内科疾病。历代医家对杂病也有些说法，如尤怡说："《金匮要略》者，汉张仲景所著，为医方之祖，而治杂病之宗也。"徐忠可说："《金匮要略》，即所谓'金匮玉函'也，为后世杂症方书之祖。"沈金鳌说："人之有病，或感七情，或感六淫。皮毛肌肉，经络脏腑，受其邪即成病，而病之发于皮毛肌肉经络脏腑之间，故曰杂也。杂者，表里易蒙，寒热易混，虚实易淆，阴阳易蔽，纷形错出，似是实非。"可见，杂病具有寒热虚实夹杂之义。由于有些病比较复杂，比较难治，一时还弄不清楚，故有人称为疑难杂病。我一直从事内科杂病的治疗，也深感其杂其难，同时也积累了一些点滴经验，总结出治疗八法，兹介绍给大家，供参考。

一、轻清法

本法主要用于因风热之邪伤于头部的疾患，如头痛、头懵、头晕、耳鸣、眼胀、鼻塞、鼻流浊涕等病。从人体部位来说，头为诸阳之会，清阳之府；从病邪性质来说，风为阳邪，其性轻扬，易犯人之高巅；热亦为阳邪，其性炎上，亦易伤于人之高巅，《素问·太阴阳明论》曰"阳受风气……伤于风者，上先受之"，此之谓也。故此，人之头部疾患，热证多而寒证少，实证多而虚证少。轻清法即基于此而设。采用轻清上浮而又凉散的药物，以从其阳也，以祛除病邪。只要把握住，凡是因风热（火）而致的头部诸多疾患，皆可治之，尤其在春季发生头部疾患（春病在头），用此法治之，收效较好。常用我的经验方谷青汤。处方：谷精草30g，青葙子15g，决明子10g，薄荷10g（后下），菊花10g（后下），蝉蜕6g，酒黄芩10g，蔓荆子10g，生甘草6g。水煎服，每日1剂，早、晚各服1次，饭后服。目珠胀者，加夏枯草；头昏重者，加荷叶；头痛重者，加川芎；头晕重者，加钩藤；鼻塞者，加苍耳子、辛夷；便秘者，重用决明子；阴伤者，加玄参；阳亢者，加生石决明等。

二、涤浊法

在内科杂病中浊阻之证较为多见，根据《素问·汤液醪醴论》"去菀陈莝……疏涤五脏"之旨，立涤浊之法。

1. 浊邪阻肺，肺失清肃方　用于痰、湿、热阻肺，咳嗽或咳喘、胸闷，痰多色黄或黏稠胶结难出，舌苔厚腻等。肺癌具有此症状者，亦可加减用之。处方：苇根 30g，冬瓜仁 30g，生薏苡仁 30g，桃仁 10g，桔梗 15g，黄芩 10g，海浮石 30g（包煎），炒葶苈子 15g（包煎），炒紫苏子 3g，麻黄 3g，生甘草 6g，大枣 5 枚（切开）。水煎服，每日 1 剂，早晚各 1 次，口服。

2. **浊邪中阻，脾失其运方**　用于肥甘厚味过度，体胖困倦，舌苔黄腻或白腻，血脂高，有糖尿病、高血压倾向者。处方：苇根 30g，冬瓜仁 30g，生薏苡仁 30g，桃仁 10g，制半夏 10g，陈皮 10g，茯苓 12g，泽泻 10g，炒苍术 15g，炒神曲 10g，栀子 10g，生甘草 6g。水煎服，每日 1 剂，早晚各 1 次，口服。

3. **肝热脾湿，浊邪积着方**　用于慢性肝病患者。右胁不适或疼痛，腹胀，小便黄，大便或溏或干，肝功能异常、脾大等。处方：苇根 30g，冬瓜仁 30g，生薏苡仁 30g，桃仁 10g，鳖甲 30g，郁金 15g，醋延胡索 15g，败酱草 30g，生麦芽 20g，炮穿山甲 10g（包煎），浙贝母 10g，夏枯草 15g，茵陈蒿 30g，大黄 6g（后下），生甘草 6g。水煎服，每日 1 剂，早晚各煎 1 次。方中鳖甲、穿山甲价较昂贵，可以皂角刺、川芎、三棱代之。

4. **浊在下焦，膀胱失利方**　用于浊在下焦，久而不去，小便黄浊不利，小腹不适或会阴胀痛等。处方：白茅根 30g，冬瓜仁 30g，生薏苡仁 30g，桃仁 10g，连翘 10g，赤小豆 30g，滑石 30g（包煎），怀牛膝 10g，干地龙 10g，琥珀 3g（分 2 次冲服），冬葵子 15g，茯苓 10g，桂枝 10g，生甘草 6g。水煎服，每日 1 剂，早晚各煎 1 次。

以上病虽不同，方有各异，但病的要点在"浊"字，方的要点在"涤"字。一是证的着眼点，一是方的着眼点，只要抓住这两点，方药随证加减变化，缓缓图之，自能见效。当然也不可忽视正气虚这一点。神而明之，存乎其人。

三、疏利法

疏是疏导，有分陈治理之义；利是通利，有运行排遣之义。此法常用于水湿失于输化，出现全身郁（瘀）胀，似肿非肿的经络湮瘀证候。此病一般病程较长，时轻时重，检验无异常发现，尿量正常，有的小便次数少，服西药利尿药可减轻，但停药即复如故，宜用疏利法治之。

1. **疏补相兼方**　用于脾虚失运，水湿失于输化，阻滞气机，发生全身郁胀。处方：炒苍术 10g，炒白术 10g，茯苓 10g，猪苓 10g，青皮 6g，陈皮 6g，炒枳壳 6g，炒枳实 6g，泽泻 10g，木瓜 30g，生薏苡仁 30g，赤小豆 30g，滑石 15g（包煎），生甘草 3g。水煎服，每日 1 剂，早晚各煎 1 次。方中多用对药，是其特色，看似平淡，寓意较深，用之得当，每获良效。

2. **行气通络方**　用于经络气滞，运行不畅而致全身郁胀，无腹胀，无尿少。处方：木瓜 30g，威灵仙 10g，白芍 10g，桂枝 10g，忍冬藤 30g，丝瓜络 30g，通草 6g，制香附 10g，生薏苡仁 30g，羌活 3g，独活 3g，防风 3g，生甘草 3g。水煎服，每日 1 剂，早晚各煎 1 次。方中多为行气通络之品，且桂枝与白芍有调和营卫的作用，羌、独、防既能胜湿，又能畅通腠理。如此，则气行络通，营卫调和，腠理畅达，而郁胀自消。此方与前方相较，前者为深一层治法，后者为浅一层治法，应当辨之。

3. **化痰通络方**　用于痰、湿、热瘀阻，经络湮瘀，水液失于输布，成为郁胀，有水肿之象者。处方：清半夏 10g，陈皮 10g，茯苓 30g，炒枳实 10g，竹茹 10g，泽泻 15g，丝瓜络 30g，忍冬藤 30g，生甘草 6g。水煎服，每日 1 剂，早晚各煎 1 次。此方为温胆汤加味而成，妙在重用茯苓，既能益脾又能渗湿，使水湿之气潜然消去。忍冬藤清热通络，丝瓜络凉血行血通络，二者伍用，能使经络中湮瘀之邪，荡然无存。

4. **疏肝健脾、利湿通络方**　用于肝郁脾虚，气机阻滞，水湿失运的郁胀证。多见于女性患者，颜面下肢水肿，经前乳房胀，急躁易怒等。处方：柴胡 10g，白芍 10g，当归 10g，炒白术 10g，茯苓 30g，薄荷 3g（后下），制香附 15g，木瓜 30g，生薏苡仁 30g，生甘草 3g。水煎服，每日 1 剂，早晚各煎 1 次。此方为逍遥散重用茯苓，复加木瓜、薏苡仁、香附子而成，使肝气得畅，脾气得运，水湿得行，而瘀肿自消。方的着眼点是疏达肝气。

5. **化瘀通络方**　用于水湿停滞，泛溢肌肤、挟痰挟瘀、经络不通而致郁胀证。处方：酒桑枝 30g，丝瓜络 30g，姜黄 6g，木瓜 30g，生薏苡仁 30g，通草 6g，制天南星 10g，橘络 10g，鸡血藤 30g，当归 10g。方中药味多为宣通之品。宣可去壅，通可行滞，尤其天南星伍橘络，善去经络中之风痰，姜黄为行血利气之药，具通利经脉之功。本方对于无明显脾肾虚之象，偏于经脉瘀阻者，用之较为合适。

以上几方，均为基本方，临床根据病情，可灵活加减药味及增减用量，既要不失其原则，又要切合病情，能充分体现中医辨证用药的精妙，方为至善。

四、达郁法

郁证是临床最常见的病证，多因郁结痞滞，凝结不通所致。外感六淫，内伤七情，饮食失当，感受疫疠之邪等，皆能生郁。

根据《素问·六元正纪大论》"木郁达之，土郁夺之，火郁发之"之理而立方。设立了一个达郁汤方，用于脏腑气郁，寒热交杂之证。症见腹胀，胁痛，纳呆，肠鸣，口苦，口黏，大便或干或溏，小便黄，舌苔薄腻或厚腻黄，脉象沉滞或弦滑等。方以柴胡、苍术为君，以疏木土之郁；臣以香附、草果，助君药之用；郁则气必滞，佐以枳实以理气；郁久必生热，佐以栀子、黄芩、蒲公英以清热；木土壅郁，乱于腹内，故又佐以少量羌活、防风，既可祛除湿邪之胜，又可鼓荡气机之滞；白芍既可柔肝又可护阴；甘草调和诸药用以为使。若口渴，加知母；心烦，加竹叶、灯心草；纳差，加炒麦芽、炒神曲；大便干，加决明子；便溏，加白术、白扁豆，去栀子；恶心，加制半夏、陈皮。本方化裁于四逆散、达原饮、越鞠丸，重心在肝脾，肝脾之郁得解，则邪去正安，脏和气顺。然而，达郁汤虽能治郁，但不能治疗所有郁证，此方只是我治疗郁证的一得。郁证临床多见，在治疗疾病时要心存一个"郁"字，要注重"达郁"一法，郁要以开为先。处方：柴胡 10g，白芍 10g，炒枳实 10g，炒苍术 10g，制香附 10g，草果 6g，黄芩 10g，栀子 6g，蒲公英 15g，防风 3g，羌活 3g，生甘草 6g。水煎服，每日 1 剂，早晚各煎 1 次。

五、运通法

腑气不通，脾气失运之证，较为多见，常有腹胀，纳呆，食少，嗳气，大便不畅，舌苔白厚等症状，脉多呈怠缓或沉滞。予治疗此证，以运通为法，立运通汤方，效果较好。本方根据"腑以通为顺"，"脾以运为健"之理而立。方以槟榔、牵牛子，通可行滞为君；以蔻、砂醒脾畅中为臣；以茯苓健脾渗湿，以楂、曲消运化滞为佐；诸药合用，共奏运通之效。有热，加黄芩，中寒胃痛气上逆者，加丁香。凡水、湿、食、气停滞之轻证，皆可以此方加减治之。亦是脏腑同治之法。处方：槟榔 10g，炒牵牛子 6g，草豆蔻 6g，豆蔻 6g（后下），砂仁 6g（后下），茯苓 10g，炒麦芽 15g，炒神曲 10g，炒山楂 15g。水煎服，每日 1 剂，早晚各煎 1 次。可加生姜、大枣为引。

六、灵动法

临床上，有许多内科病宜轻而取之，若用重剂会适得其反。遇此类病症，我每用有轻灵、灵利之性的方药进行治疗，效果较好，我则名其曰灵动法。一般来说，此法适宜于小虚小实之证，具有药味少、分量轻，或药味虽多而分量很轻的特点。如胃气虚弱又不耐药的患者，出现纳少，胃胀，嗳气，喜暖恶寒，舌质偏淡、苔薄白，脉弱等，我常用轻量香砂六君子汤加味，往往能取得很好的疗效，否则药过于病，有治胃反伤胃之弊。药虽轻，但颇有灵动的作用，缓缓图之，渐治渐佳，属于"王道"用药。再如外邪袭肺较轻的咳嗽，视其风寒、风热不同，亦宜用灵动法治之，一是因为病邪较轻，无需重剂，再者新感咳嗽，用药宜动不宜静，否则不利于外邪外出。推而广之，灵动法的应用比较广泛，举凡用药要避免呆滞、死板，尽力做到轻灵简当。如养阴忌纯用黏腻之品，清热忌尽用苦寒之味。黏腻之品久用易阻滞气机而碍胃，苦寒之味久用易损伤阳气并有凉遏之虞。如此等等，当在悟中。因此法应用较宽，难以一方括之，法从证来，方自法出，有了法，就自然有方了，故未立方。

七、燮理法

燮是和、理、调之意。我在治疗内科杂病中，经常遇到阴阳、气血、脏腑功能失调等病证，这类患者，一般病程较长，病情不大重，用其他方法治疗又不太合适，我常用燮理法治之，往往效果较好。这既是一种治疗方法，也是一种指导思想，只要心存这种方法，燮理法的运用就活了、多了。如阴阳失调的患者，要析其失调的具体状态，是属偏胜偏衰，是失交失恋，还是失平失秘等，只有紧扣其病机，进行燮理，方为妥善。我用山前汤（经验方）治疗慢性泄泻，也属于燮理。此方深得一阴一阳之理，用之得当，效果明显。处方：生山楂15g，炒山楂15g，生车前子15g（包煎），炒车前子15g（包煎）。每日1剂，早晚各煎1次，依据病情，可加入羌活3g，独活3g；有腹痛欲便，便后痛止者，加入痛泻要方；内有积热者，加入葛根芩连汤；偏脾虚者，加入炒山药15g，生山药15g，此二药生、熟并用，亦是燮理阴阳之义。

我亦常用二加龙骨汤加味，治疗阴阳失调的低热，效果也很好，其方为制附子、白芍、生龙骨、生牡蛎、白薇、炙甘草、生姜、大枣。清代陈修园赞二加龙骨汤云："探造化阴阳之妙，用之得法，效如桴鼓。"此方原本主治虚劳不足，男子失精，女子梦交，吐血，下利清谷，浮热汗出，夜不成寐等证。

燮理法是非常好的一种方法，只要掌握其要领，自能圆机活发，左右逢源，曲尽其妙。

八、固元法

此法是多用于久病，或正气内夺，或正虚似邪之证。虚证是多种多样的，兹不赘述，但在虚证中要注意到元气之虚。元气是人身之根本，元气旺则身健寿永，元气虚则易罹疾患，且又缠绵难愈，往往出现正虚似邪之象，若以外邪治之，非也。我常用菟丝子、补骨脂、淫羊藿、山茱萸、枸杞子、人参等味培补元气，效果较好，这是治疗一般元气虚弱之证。若元气大虚或暴脱，当另寻固元挽危之方药，不可不知，不可不慎。

以上八法依据病情，可单用，可合用，可交替用，贵在一个活字。一管之见，一滴之得，难免有偏有误，让我们共同切磋吧！

动 和 平 观

我幼上私塾，诵读经史，对"四书""五经"包本背诵（很多古文和唐诗，至今仍能朗朗背诵），为后来学好中医奠定了古文学基础，同时也深受儒学思想的影响，崇尚致中和平。学医之后，用心研读了四大经典，并广采百家之长，勤于临证实践，几十年不曾间断，逐渐形成了自己独特的动、和、平学术思想，即和态下运动发展观、和态失常的疾病发生观、病证变化的动态观、动态的和平辨治观、动态的求本治本观、临床用药动和平观。

一、和态下运动发展观

正常情况下，人与自然、人体自身都处于不断运动、变化、发展的"和态"，即和谐状态下的运动发展变化。

1. 人与自然的和谐　自然界一切事物的发生、发展和变化，都是阴阳对立统一矛盾的结果，而且事物都是在局部不平衡的运动中求得总体平衡、生存与发展。如《素问·天元纪大论》说："太虚寥廓，肇基化元。万物资始，五运终天。布气真灵，总统坤元。九星悬朗，七曜周旋。曰阴曰阳，曰柔曰刚。幽显既位，寒暑弛张。生生化化，品物咸章。"说明宇宙蕴生万物，与天之五运、九星、七曜和谐相应，运动不息，生化无穷。人类依赖自然界的物质基础而生存。《素问·六节脏象论》说："天食人以五气，地食人以五味。五气入鼻，藏于心肺，上使五色修明，音声能彰；五味入口，藏于肠胃，味有所藏，以养五气，气和而生，津液相成，神乃自生。"人体必须与自然和谐相应，才能无恙。《灵枢·顺气一日分为四时》说："春生，夏长，秋收，冬藏，是气之常也，人亦应之。"同时，人也应随春温、夏热、秋凉、冬寒，阳生阴长，阳杀阴藏，不断地进行自我调节。《灵枢·五癃津液别》说："天暑衣厚则腠理开，故汗出；天寒，则腠理闭，气湿不行，水下留于膀胱，则为溺与气。"在适应自然的过程中，人类也不断地认识自然、改造自然，使人与自然更加和谐。《素问·四气调神大论》说："所以圣人春夏养阳，秋冬养阴，以从其根，故与万物沉浮于生长之门。"人的机体之所以能够进行正常的生命活动，就是阴与阳相互制约、相互消长取得统一，达到"阴平阳秘，精神乃治"的和态。

2. 机体自身和谐平衡　阴阳平衡，即是阴阳平秘的和谐运动状态。人体的和谐平衡，是发展着的平衡，并不是固定在一个水平上，而是由一个水平线上的动态平衡到另一个水平线上的动态平衡的发展过程。在人体生长、发育的不同阶段，平衡的内容不同。《素问·上古天真论》说："女子七岁，肾气盛，齿更发长，二七而天癸至，任脉通，太冲脉盛，月事以时下，故有子……八八则齿发去。"幼年阴阳平衡中阳气偏盛，新陈代谢旺盛，生长发育迅速；中年气盛血旺，阴阳平衡处于均衡时期；老年阳气先衰，阴气渐衰，重新建立新的阴阳平衡，阴气相对偏盛。因此，阴阳平衡是动态平衡的发展过程。各脏腑组织器官在生理功能上相互资生、相互依存、相互制约的协调状态下所产生的平衡，即动态平衡。《素问·五脏别论》说："所谓五脏者，藏精气而不泻也，故满而不能实。六腑者，传化物而不藏，故实而不能满也。"不同的脏腑、经络、组织，又有不同的平衡内容。《素问·六节脏象论》说："故人卧血归于肝，肝受血而能视，足受血而能步，掌受血而能握，指受血而能摄。"这种动态的调节是人体健康的基本保证。气、血、精、津液的互生互化，维持着一个有效的动态平衡，从而保证了人体正常生命活动的进行。《灵枢·营卫生会》说："人受气于谷，谷入于胃，以传与肺，五脏六腑，皆以受气，其清者为营，浊者为卫，营在脉中，卫在脉外，营周不休，五十而复大会，阴阳相贯，如环无端。"因此平衡是相对的，运动变化是绝对的。

二、和态失常的疾病发生观

运动过程中的和态，是人体生命维持正常的保证，是生命运动向前发展的基础。任何疾病的发生，都是人体生理功能和态被破坏的结果。

1. 人与自然失和　人必须与自然之气相和谐，顺应自然。自然界有风、寒、暑、湿、燥、火六气，人依靠自然之六气、水谷之气而生存，并循着四时气候变化、生长收藏规律而生长发育。《素问·宝命全形论》说："人以天地之气生，四时之法成。"当气候变化异常，超过一定限度，如六气的太过或不及，非其时而有其气（如春应温而反寒，秋应凉而反热等），以及气候变化急骤，都会使人与自然不能和谐相应。机体正气亏虚，不能抵御外邪时，即导致疾病发生。《灵枢·百病始生》说："此必因虚邪之风，与其身形，两虚相得，乃客其形。"

2. 人与社会失合　人的健康在受多种自然界因素影响的同时，也受到社会诸多因素如政治、经济、道德、心理、饮食等的影响。《内经》中论述了人与社会和谐相处的状态，"适嗜欲于世俗之间，无恚嗔之心，行不欲离于世，举不欲观于俗，外不劳形于事，内无思想之患，以恬愉为务，以自得为功"达到"德全不危"境界。若嗜欲无穷，孜孜汲汲唯名利是务，纵欲贪色，皆伤精坏神，致"精气弛坏，荣泣卫除"，"神去之而病不语也"。道德衰落，易罹患疾病，而且病情复杂，不易治愈。如果社会的不良刺激影响到人的情志，导致喜怒忧思悲恐惊七情过激，情志失和则伤害藏神的五脏，出现精神与躯体病证。《素问·举痛论》说："怒则气上，喜则气缓，悲则气消，恐则气下，寒则气收，炅则气泄，惊则气乱，劳则气耗，思则气结。"又《灵枢·本神》说："心怵惕思虑则伤神，神伤则恐惧自失，破䐃脱肉，毛悴色夭，死于冬……肾盛怒而不止则伤志，志伤则喜忘其前言，腰脊不可以俯仰屈伸，毛悴色夭，死于季夏。"

3. 机体自身失和

（1）阴阳失和，疾病产生：机体阴阳双方处于相对平衡、协调而有序的状态时，人体就健康无病，即《素问·生气通天论》"阴平阳秘，精神乃治"之意。一旦某种病因作用于机体，导致人体阴阳相对平衡、协调而有序的和态遭到破坏，即"阴阳不调""阴阳不和"或"阴阳相失"，便产生疾病。阴阳失和有三种表现：一是人体阴阳在势力上的失衡，即阴阳任何一方的太过或不及，均可导致疾病。《素问·阴阳应象大论》说："阳胜则热，阴胜则寒。"《素问·调经论》说："阳虚则外寒，阴虚则内热；阳盛则外热，阴盛则内寒。"说明阳偏胜和阴偏胜的病理状态，临床表现有寒热之特点。《素问·脉要精微论》说："阳气有余，为身热无汗；阴气有余，为多汗身寒。"二是人体阴阳在相互关系上的失和，即阴阳互根互用、和谐协同关系受到破坏。《素问·生气通天论》说："故阳强不能密，阴气乃绝"。又说："阴阳离决，精气乃绝。"说明阴阳彼此失和，轻则为病，重则丧命。三是人体阴阳之序失和，即阴阳之气在循行次序、部位等方面的失常。《素问·阴阳应象大论》说："清气在下，则生飧泄；浊气在上，则生䐜胀。此阴阳反作，病之逆从也。"指出人体清阳和浊阴之气升降逆行致病。又《素问·生气通天论》说："阳气者，若天与日，失其所则折寿而不彰。"更明确指出阳气失其位，严重者可影响人的寿命。

（2）脏腑失和，疾病发生：五脏主藏精气而不泻，满而不能实；六腑主传化物而不藏，实而不能满。若五脏不能被精气冲满，出现亏虚之证；若湿痰瘀浊填塞五脏，出现脏实证。五脏可以相互累及，脏病也可以及腑。六腑以通为用，以降为顺，若被邪气壅塞，传化失职，升降失常，出现腑实证；若六腑不能被丰富气血滋养，导致传化无力，升降不及，出现腑虚证。腑病可以及脏，导致脏腑失和。

（3）气血失和，病变丛生：气与血之间具有相互资生，相互依存，相互为用的关系。气对于血，具有温煦、推动、化生和统摄作用；血对于气，则具有濡养和运载作用。因此，气的盛衰或升降出入失常，则影响及血，如气虚则血无以化生，血必因之而亏少；气虚则推动、温煦血液功能减弱，血必因之运行不畅。血虚则气无所养亦必随之而衰少；血脱则气失所依，外散而脱逸；血瘀则气滞不畅。

（4）气机失和，疾病立生：升降出入是人体之气的基本运动形式，是脏腑、经络、气血、津液运动的基本过程。气机升降出入状态直接关系到脏腑、经络、气血、津液等各方面的协调平衡，《素问·六微旨大论》所谓"故非出入，则无以生长壮老已；非升降，则无以生长化收藏"。升降出入的运动，在总体上是保持动态平衡的，如果气机动态平衡失常，则影响脏腑、经络、气血、津液等各个方面的功能活动，从而在五脏六腑、表里内外、四肢九窍等各个方面产生多种病变。例如胃气以通降为顺，胃失和降则出现脘胀、食少等症，胃气上逆还可出现嗳气、呃逆、恶心、呕吐；脾气以升清为职，脾气不升则运化无权，出现腹胀、肠鸣、便溏；肝为刚脏，主动主升，其气易亢易逆，肝气逆上则出现头痛而胀、面红目赤、急躁易怒；若血随气逆，络破血溢，则为咯血、吐血，甚则血壅于清窍而突然昏厥，不省人事；若肾气不足而摄纳无权，可致气逆不降，出现呼吸表浅，动辄气喘等症；若肺宣降失常，不相协调，则出现咳嗽、气喘等症。即所谓"出入废则神机化灭，升降息则气立孤危"。

三、病证变化的动态观

病证发展转化规律表明，疾病是人体生命活动过程中的一种运动形式，任何疾病总不是静止的。如《灵枢·顺气一日分为四时》说："朝则人气始生，病气衰，故旦慧；日中人气长，长则胜邪，故安；夕则人气始衰，邪气始生，故加；夜半人气入脏，邪气独居于身，故甚也。"在不同的发展过程和同一发展过程的不同发展阶段，疾病的矛盾不断发展转化，表现为不同的证候。它随外界气候，随患者个体体质，随邪正关系的对比，随治疗措施当否……证亦时刻随之变化。

1. 证随个体体质而变　体质对某些致病因子的易感性及其所产生病变的倾向性起重要作用，不同的体质对疾病有不同的反应，产生不同的证型。仲景创外感疾病六经辨证体系，病邪传向何处，是由表入里还是由里出表，关键在人身阳气之强弱，阳盛者则由太阳传至阳明，阳弱内寒则由阳经传入阴经，故后人有"实则阳明，虚则太阴"之说。《伤寒论》第7条："病有发热恶寒者，发于阳也；无热恶寒者，发于阴也。"说明个体阳气强弱不同，发病的证型就各不相同。又如六气之邪，有阴阳不同，其伤人也，又随人身之阴阳强弱变化而为病。面白阳虚之人，其体丰者，多痰湿，感受之，多化寒湿，体壮阳盛之人，多湿热，感受之，从阳化热，湿热胶结必黏滞难解。面苍阴虚之人，其形瘦者，内火易动，感受之，湿从热化，反伤津液，与阳虚之证相反。

2. 证随治疗措施当否而变　治疗疾病有它特定的原则，如协调阴阳平衡，病邪当因势利导，在表当汗解，里实当攻下，其高者引而越之，其下者引而竭之；盛者泻之，虚者补之，寒者热之，热者寒之等，而且治疗当适事为故，过犹不及。如若辨证不明，治疗方法失当，则事与愿违，往往导致疾病证型发生改变。如《伤寒论》中太阳病发汗太过，致阳虚汗漏并表证不解，证随邪正对比的变化而变，邪正对比决定疾病的转归，也决定证型的转变。

3. 病症随四时阴阳的变化而变化　邪正之间的盛衰消长不仅决定疾病的发生与否，而且直接影响疾病的发展变化。而邪正的盛衰消长又每受自然界阴阳变化所制约，故《灵枢·顺气一日分为四时篇》根据昼夜阴阳变化节律而得出百病多以旦慧、昼安、夕加、夜甚的传变规律。疾病的传变亦与人体内部脏腑功能失调状况密切相关，由于"五脏相通"，因此疾病发展变化每每"移皆有次"（《素问·玉机真脏论》）。要了解疾病的传变，就必须着眼于脏腑之间的互相联系，互相影响，从整体失衡的角度去认识和估测病变趋势。而且，人体五脏之气又与自然界四时五行之气相通应，《素问·脏气法时论》据此提出了五脏病在一年、一月、一日中各不同时间段的"愈""甚""持""起"的病情变化规律。

总之，疾病是一个动态变化过程，影响这一过程的因素，有外在的致病邪气，又有内在的抗病正气；既有体内环境的失调状况，又有天地四时阴阳变化。必须从整体角度综合考虑各种内外因素对疾病的影响，才能准确把握其发展变化机制。把疾病视为受外界环境所影响的异常生命活动过程，以动态的观点，从整体失衡的角度研究疾病发展变化机制，把握疾病传变规律，这种整体联系、恒动变化的病理观，贯穿在诊治疾病的始终。

四、动态的和平辨治观

人体之气血阴阳等都有可能产生"不和"之处，治之之法，当为和法，"和法之制，和其不和也"。《内经》有关"和"的论述较多，如《素问·上古天真论》说"上古之人，其知道者，法于阴阳，和于术数……度百岁乃去"。治法的最高境界是"和"，《素问·生气通天论》说："凡阴阳之要，阳密乃固。两者不和，若春无秋，若冬无夏，因而和之，是谓圣度。"又说："是以圣人陈阴阳，筋脉和同，骨髓坚固，气血皆从。如是则内外调和，邪不能害，耳目聪明，气立如故。"《伤寒杂病论》里多处提到和法，如治疗"卫气不和""营弱卫强"用桂枝汤"小和之"使"营卫和则愈"；对"里虚"及

"营气不足、血少"之表证，主张用益气养血法，待"表里实，津液自和，便自汗出愈"；又如倡导用十枣汤治疗"表解里未和"所致的悬饮证；以调胃承气汤"和胃气""小承气汤微和胃气"治疗阳明腑实证；投小柴胡汤于少阳阳明同病，可收"上焦得通，津液得下，胃气因和，身濈然汗出而解"之效。和法的外延始于戴北山，他认为"寒热并用谓之和，补泻合剂谓之和，表里双解谓之和，平其亢厉谓之和"，拓宽了和法的思路。蒲辅周说："和解之法，具有缓和疏解之意，使表里寒热虚实的复杂证候，脏腑阴阳气血的偏盛偏衰，归于平复。"治疗的目的，纠正失和之态，"谨察阴阳所在而调之，以平为期"。正如《医学心悟》中所言："和之义则一，而和之法变化无穷焉。"和法应用是多方面的，兹撮其要，分为和调阴阳、和调脏腑、和调气血、和调气机，以叙述之。

1. 和调阴阳　纠正疾病过程中机体阴阳的偏盛偏衰，损其有余而补其不足，恢复和重建人体阴阳的相对平衡。对于阳偏盛，表现出阳盛而阴相对未虚的实热证，采用清泻阳热的方法治疗，使阳热得清，与阴相和，临证八法之一的轻清法即是据此立法，代表方剂是谷青汤（谷精草、青葙子、决明子、薄荷、菊花、蝉蜕、酒黄芩、蔓荆子、生甘草）。因头为诸阳之会，清净之府，风为阳邪，其性轻扬，易犯人之高巅，热亦为阳邪，其性炎上，亦易伤于人之高巅。所以人之头部疾患，热证多而寒证少，实证多而虚证少，故此多采用轻清法以治之。即用轻清上浮而又凉散的药物，易于速达病所，以祛除病邪。阴偏盛，表现出阴盛而阳相对未虚的寒实证，应用温散阴寒的方法治疗，如临床中用乌附麻辛桂姜草汤治疗寒痹。对于阴或阳偏衰不足的病证，用"虚则补之"的方法治疗，勿忘"阳病治阴""阴病治阳""阴中求阳""阳中求阴"。更要重视人身之水火，从其来源来说，可分为先天之水火和后天之水火。先天之水火乃真阴真阳，禀受于父母；后天之水火，源于水谷，或为精为血，或为营为津。水之与火，宜平不宜偏，宜交不宜分，平则为协调，交则为既济。治疗水火失调之病，必须火中求水，或水中寻火，扶其不足，抑其有余，臻于平衡。先天之水火是根本、是动力，脏腑、经脉、组织必须得到元气的激发与推动，才能发挥其生理功能的作用，因此确立了固元法补元气方（黄芪、党参、菟丝子、淫羊藿、巴戟天、枸杞子、山茱萸）。方中菟丝子、淫羊藿、巴戟天、枸杞子、山茱萸补肾以充先天之气，黄芪、党参补脾肺之气以助后天之气，符合元气产生于先天，充养于后天之理论；菟丝子、巴戟天、枸杞子不仅能补肾阳，而且兼补肾阴，不至于使阳盛损阴，而达到阳得阴助而源泉不竭，阴得阳助则化生无穷的效果。对于阴阳失调和患者，要析其失调的具体状态，是属偏胜偏衰，是失交失恋，还是失平失秘。只有紧扣其现状，进行燮理，方为妥善。

2. 和调脏腑

（1）明辨病位：治疗脏腑失和之病，要根据脏腑生理特点、病变规律和常见证候，确定病变的脏腑，明辨病位是在脏还是在腑，或脏腑同病。如肝主疏泄，其性升发，喜条达而恶抑郁，在病理上，疏泄失职则其气易郁，升太过而阳气易亢，气郁可化火，阳亢则生热化风，因此在证候类型上表现为气、火、阳、风。同时，肝内藏阴血，其病则多血虚、阴虚之证，阴血不足失去濡养，多见与肝相关之筋、目、爪、甲等处症状。若出现筋、目、爪部位的疾病，或疾病具有气、火、阳、风的特点，要考虑病位在肝，余脏腑仿此。即"求病位之本"之义。

（2）明辨疾病先后：脏病引起腑病，或腑病引起脏病，治疗时要调脏以和腑，或调腑以和脏，或脏腑同调，以平为期。依脏与腑的关系而调，五脏"藏精气而不泻"，六腑"传化物而不藏"（《素问·五藏别论》），因此原则上虚则补其脏，实则泻其腑。如泻小肠热以清心火；泻大肠热以清肺热；补脾治胃虚；滋肺阴以润肠通便；补肾气以治膀胱失约；补肝治胆虚。也可依生克乘侮规律而调，如滋肾阴潜肝阳的镇肝熄风汤、杞菊地黄丸等滋水涵木；疏肝健脾的逍遥散抑木扶土；清心火养肾阴的导赤散泻南补北。

（3）顺其脏腑之性：心主血脉，心血宜养宜活；肝主藏血主泄，肝血宜养，肝气宜疏；脾主运化主升清，"脾以运为健"；肺喜清肃主宣发，故治疗肺部疾患时常用轻、清、宣、透、润；肾主藏精主封藏，肾精宜固不宜泻，治法用药以顺其脏腑特性，达到和谐共济之目的。

（4）重视浊阻脏腑之证：外感六淫，内伤七情，或饮食劳倦，均可导致脏腑功能失调，产生湿痰瘀等浊邪，进一步阻滞脏腑，影响脏腑气化功能，出现诸多病变。浊阻之证较为多见，宗《素问·汤液醪醴论》"去菀陈莝……疏涤五脏"之旨，立涤浊法，根据浊邪所在脏腑的不同，治法亦有不同（详见临证八法）。

3. 和调气机　气机升降出入应和调有序，气机逆乱失和，出现太过或不及，会导致升降失常。如肺气亏虚，宣发无力，气短息促、声低乏力，用升陷汤补气和调；而肺气过升，失于肃降出现咳喘，则应用苏子降气汤降气和调；脾气不升，中气下陷，脱肛、崩漏、久泻、久痢，以补中益气汤益气升举；胃失和降，其气上逆而恶心呕吐、呃逆，以旋覆代赭汤、丁香柿蒂汤降逆和胃；胆气不降则黄疸、口苦、善怒，以蒿芩清胆汤清胆降逆；肝气横逆，升发太过，出现头痛目赤、胁痛、耳聋，以龙胆泻肝汤泻热降逆；肾虚下元不固的尿频、遗尿、遗精、带下，则可用缩泉丸、菟丝子丸、固精丸、收涩止带汤等。

五脏气争，九窍不通，气机郁滞，五郁随生，解郁疏达，和畅气机。调和气机升降重点是和调肝（胆）脾（胃），因肝（胆）脾（胃）为气机升降之枢纽，脾升胃降、肝升胆降带动诸气升降。解郁的要点是达肝气，据此立了达郁法，拟制了郁达汤：柴胡、白芍、炒枳实、炒苍术、制香附、草果、黄芩、栀子、蒲公英、防风、羌活、生甘草。方以柴胡、苍术为君，以疏木土之郁；臣以香附、草果，助君药之用；郁则气必滞，佐以枳实以理气；郁久必生热，佐以栀子、黄芩、蒲公英以清热；木土壅郁，乱于腹内，故又佐以少量羌活、防风，既祛湿邪之胜，又可鼓荡气机之滞；白芍既可柔肝又可护阴，甘草调和诸药用以为使；肝脾之郁得解，则邪去正安，脏和气顺。同时，和调气机升降应顺应脏腑升降特性，注意其升降相因，如脾升胃降、肝升胆降、肾升心降等。脾不升清则胃难降浊，肝失疏泄则胆气难降，肺失宣发而难以肃降，肾不升而小便不利等，"其本在肾，其末在肺"（《素问·水热穴论》）。曾采用提壶揭盖法，治愈癃闭患儿，取效甚佳。

4. 和调气血 人身以气血为本，人之有形不外血，人之有用不外气，气血平和则身安无病，气血失和，则百病由生。《医学心悟》中说："且气之为病，发为寒热，喜怒忧思，积痞疝瘕癥癖，上为头旋，中为胸膈，下为脐间动气，或喘促，或咳噫，聚则中满，逆则足寒，凡此诸疾气使然也。血之为病，妄行则吐衄，衰涸则虚劳，蓄之在上，其人忘，蓄之在下，其人狂，逢寒则筋不荣而挛急，挟热毒则内瘀而发黄，在小便为淋痛，大便为肠风，妇人月事进退、漏下崩中，病症非一，凡此诸疾，皆血使之也。"由于气血为患是疾病产生的本质，尤其内科杂病病因繁多、病机复杂，多脏受损，虚实兼挟，但均影响气血的正常运行，出现偏盛偏衰，因此气血辨证较之阴阳辨证更为具体，不仅可反映阴阳辨证的主要内容，而且可弥补八纲辨证之不足。由于气血辨证既是辨病过程中的必要环节，又是施治中的主要依据，故在辨治内科杂病中，要善于调气血。

（1）调气以和血：历代医家有关调气的论述很多，但论之较详者应推张景岳。他在《景岳全书》中说："夫所谓调者，调其不调之谓也。凡气有不正，皆赖调和，如邪气在表，散之调也；邪气在里，行其调也；实邪壅滞，泻即调也；虚羸困惫，补即调也。由是类推，凡寒之、热之、温之、清之……正者正之，假者反之，必清必静，各安其气，则无病不除，是皆调气之大法也。"我在继承前人经验的基础上，结合自己的临床体会归纳出以下几个方面。

1）清气。清气即清气分之热邪。根据气分邪热之轻重分为微、轻、中、重四法。微剂用于外感邪热末期，或脏腑功能失调产生的邪热郁于气分，出现低热，或无热，身困不舒，口干，鼻出气热，或咳或不咳，头懵头昏，或鼻塞流涕，大小便正常，舌质红或淡红，苔薄白或苔黄，脉滑数，此乃轻微邪热郁于气分或伏于气分所致，非轻清宣透疏达调和莫能解也，方用清气汤，药用忍冬藤、白茅根、丝瓜络、通草、桑叶、桑白皮、金银花、薄荷、竹叶、苇根、黄芩、甘草等；若邪热侵袭阳明经，或风寒化热入里波及阳明，出现壮热烦渴，面赤恶热，大汗出，口干舌燥、脉洪大等阳明经热盛之证，用白虎汤加减；或气分郁较重，挟湿或湿热蕴郁，或湿初起，症见头痛恶寒，身重疼痛，面色淡黄，胸闷不饥，午后身热，舌白不渴，脉濡，用三仁汤加味，此为清热中剂；若气分热毒炽盛，症见大热烦扰，口燥咽干，错语不眠，或头面红肿焮痛，咽喉不利，舌燥口渴，舌质红苔黄，脉数有力，用黄连解毒汤或普济消毒饮，此为清热重剂。另外尚有阳气陷于阴分，也属气分之郁热，但既有阳郁之热，又有阴经气虚，虚实夹杂，更当细辨。从微观辨证来说，可将气分分为表中之表，表中之里，层次分明，体现了表里之相对性与可分性。至于阳邪陷于何种阴经，要加详辨。

　　2）理气。理气，即疏理气分之郁滞。人若气血流通，病安从作？一有拂郁，病即生焉。如当升不升，当降不降，当化不化，或郁于气，或郁于血等。《经》言"百病皆生于气"，后人言"百病皆生于郁"。治郁之法，《内经》云："木郁达之，火郁发之，土郁夺之，金郁泄之，水郁折之。"根据内科杂病多郁或兼郁的特点，将气郁分为上焦、中焦、下焦及三焦之郁四部分。上焦气郁关乎心肺，神之原总由于心，因情志不遂，则郁而成病，肺主气，"诸气膹郁，皆属于肺"。心肺气郁出现胸闷不舒，胁胀气促，咽喉憋闷，药用合欢皮、全瓜蒌、薤白、枳壳、桔梗、乌药、白檀香等。若上焦气逆则用枇杷叶、炒枳壳、赭石、厚朴、炒紫苏子、白前、旋覆花等降逆气。中焦气郁与肝胆、脾胃关系密切。肝主疏泄喜条达，脾主运化升清气，胃主受纳降浊气，胆疏泄胆汁。中焦气郁则肝失疏，脾失升，胃失降，胆失泄，出现胁肋胀痛，脘腹痞满，呕恶吐逆，噫气口苦，腹痛肠鸣等。肝脾失调应分为肝强脾弱，肝弱脾弱，肝弱脾强，肝气犯脾，胆气犯胃，分别治以逍遥丸、升阳益胃汤、半夏泻心汤、小柴胡汤、大柴胡汤或蒿芩清胆汤等。具体到单纯的脾气郁、胃气郁、肝胆气郁，则对应施治。下焦气郁，多由于肾气虚弱，推动无力，气行不畅，出现小腹坠胀，单用理气药物乏效，选用金匮肾丸加补骨脂、小茴香，取其壮肾敛气归元，郁浊之气归膀胱，气化而出。清代韦协梦《医诊十三篇》中说："古方金匮肾气汤乃胀满之圣药。方中桂、附补火，地薯补水，水火交媾，得生气之源；而肉桂又化生舟楫，加苓、泽、车、膝为利水消胀之佐使，故发皆中节，应手取效。今人动用利气消滞之药，劫效一时，而贻害无穷，亦何弗思之甚耶?" 遇肾虚腹胀,多加用补骨脂,效果较著。对三焦气郁,即机体的整个气机郁滞,出现面目及四肢郁胀,胸闷咽憋,脘腹胀满等,治疗可采用经验方郁达汤。

3)补气。内科杂病,一方面多郁,另一方面则多虚。在治气虚方面,除重视补脏腑之气外,尤要注重补大气,补中气,补元气。大气乃《内经》中所谓之宗气,积于胸中,出于喉咙,以贯心脉,而司呼吸,胸中大气不足或下陷,则气短不足以息,或努力呼吸有似呼喘,或胸胁胀满,心悸怔忡。努力呼吸莫作气逆而降气,似呼喘作莫平喘,胸胁胀满莫作气滞而行气,此乃大气虚衰之象,选《医学衷中参西录》之升陷汤加减。补中气常用补中益气汤治疗中气不足或中气下陷引起的诸多疾病,诸如发热、感冒、头痛、眩晕、泄泻、胃胀、心悸、子宫下坠、脱肛、自汗等,临床以倦怠乏力,气短头晕,面色少华,大便溏薄,脉沉细弱等症状多见,不能硬搬西医诊断病名而应用之。其加减用药,以兼肾阴虚者,加山药、茯苓、山茱萸,正好为半个六味地黄汤,说明补益后天脾土的同时,不忘补先于肾虚;另加茯苓,与原方中党参、白术、甘草组成四君子汤,益气补中,健脾养胃;兼血虚者,加白芍、熟地黄、枸杞子,与方中当归配伍增强补血之功;兼虚阳上扰者,加生龙骨、生牡蛎、天麻、钩藤,以平潜亢奋之虚阳而不伤正气;兼气虚发热者,加白芍、白薇、知母,以滋阴清热,使补气的同时不伤阴血;兼外感者,加金银花、连翘、桑叶、荆芥;兼阳虚者,加附子、淫羊藿、仙茅以益气温阳。元气,《内经》称之谓"真气",禀受于先天,与谷气相合而存在于人体内,有推动人体的生长发育,抵抗病邪侵袭和祛除病邪的作用,人要长寿,必须善于保养此气。《素问·上古天真论》说:"恬淡虚无,真气从之,精神内守,病安从来。"因此,在临床中要重视元气的盛衰,并善于调补元气。自拟固元汤,即为补元气而设。

(2)理血以和气:人身之中,气为卫,血为营。《内经》云:"营者,水谷之精气也,和调于五脏,洒陈于六腑,乃能入于脉也。"血液之来,生化于脾,总统于心,贮藏于肝,宣布于肺,施泄于肾,灌溉一身,目得之而能视,耳得之而能听,手得之而能摄,掌得之而能握,足得之而能步。《内经》又云:"血之与气,异名同类。"故气即无形之血,血即有形之气。人之一身,气血不能相离,气中有血,血中有气,气血相依,循环不息,因此,调血总关乎气,气旺则血旺,治血虚除补血外应兼顾补气。针对脏腑生理特点的不同,采用的补血方法也不尽相同,如心主血脉,故心血宜养宜活,药选当归、生地黄、白芍、川芎、龙眼肉、丹参、炒酸枣仁等;肝主藏血、主疏泄,肝血宜补宜疏,药选当归、生地黄、白芍、何首乌、香附、郁金、枸杞子等;脾主统血、主运化，脾血虚宜养宜摄，药选当归、龙眼肉、阿胶等；肾主蛰，封藏之本，肾血虚宜养宜敛，药选熟地黄、白芍、怀牛膝、枸杞子、当归、女贞子、肉苁蓉等；肺主肃降、主气，肺血虚宜润宜降，药选当归、生地黄、百合、龙眼肉、阿胶等。气滞则血瘀，故治血瘀之证，除用活血化瘀药物外，宜选加调气之品。

5. 疏利条达　人之一身，经络贯穿为之脉，脉者，血之隧道也。血随气行，周流不停。筋者，周布四肢百节，联络而束缚之。人身之血，内行于脉络，外充于皮毛，渗透肌肉，滋养筋骨，故百体和平，运动无碍。津液者，血之余，行乎外，通一身，如天之清露，若血浊气滞，则凝聚而为疾。内科杂病属功能性病变者有之，其病因病位病情多非一端，而气血失调，经脉不畅，痰瘀交结是其基本病机。因此，我制定了疏利法。疏是疏导，有分陈治理之义；利是通利，有运行排遣之义。常用于水湿失于输布出现全身郁（瘀）胀，似肿非肿的经络湮瘀症。常疏其气血，令其条达，而致平和。《素问·至真要大论》云："谨守病机，各司其属，有者求之，无者求之，盛者责之，虚者责之。必先五胜，疏其血气，令其条达，而致和平。"疏即疏通、疏利、疏达之意，具体内容见临证八法。

五、动态的求本治本观

疾病是动态的，因此，医生要不断地辨证，使诊断的概念、判断和推理随之变化，根据病证的变化而改变治法。但万变不离其宗，要辨证求其本，治疗固其本。详见前文"谈治病求本"。

六、临床用药动和平观

1. 用药平和　用药要平和，如固元法中的固元汤，用菟丝子、山茱萸、枸杞子、补骨脂、淫羊藿，味辛甘，性温或微温，非大辛大热，温补肾阳兼补肾阴，阳得阴助而源泉不竭；谷青汤中的谷精草、青葙子，味甘或微苦，性平或微寒，薄荷、菊花、蝉蜕、蔓荆子味多辛甘，性多凉或微寒，均属于疏风清热之品，非大苦大寒之味。疏利法选用的药物更是"平淡之味"，如忍冬藤、鸡血藤、丝瓜络、橘络、白茅根、竹茹、通草、生薏苡仁等。涤浊法使用的冬瓜仁、生薏苡仁、桃仁、茯苓、赤小豆、冬葵子等可药食两用。凡此种种，不一一例举，临床使用得当，能够平淡之中建奇功。

2. 燮理阴阳　在治疗阴阳失调时，分析阴阳偏盛或偏衰，调阴以和阳，或调阳以和阴，前文已简述。除此之外，选择用药时，也注意阴阳相伍，如山前汤中生山楂、炒山楂、生车前子、炒车前子、生山药、炒山药，生熟并用，一刚一柔，一阴一阳，颇具燮理之能。

3. 疏利调和　疏利脏腑气机，常用疏补相兼方。药用炒苍术、炒白术、茯苓、猪苓疏利脏腑，青皮、陈皮、炒枳壳、炒枳实疏利气机，泽泻、木瓜、生薏苡仁、赤小豆、滑石、生甘草疏利水道，用于治疗脾虚失运，水湿失于输化，阻滞气机，发生全身郁胀证。方中多用对药，是其特色，看以平淡，寓意较深，用之得当，每获良效。疏利经络筋脉，常用酒桑枝、丝瓜络、姜黄、木瓜、生薏苡仁、通草、制天南星、橘络、鸡血藤、当归。方中药味多为宣通之品。宣可去壅，通可行滞，尤其天南星伍橘络，善去经络中之风痰，姜黄为行血利气之药，具通利经脉之功。

4. 动静结合　临证用药，要动静结合，动中有静，静中有动，动贯穿其始终。如治疗肾不纳气的哮喘，使用都气丸加小量的麻黄、炒紫苏子，纳中有宣，降中有升，静中有动。运脾法中的运脾汤，把握脾以运为健、胃以降为顺的特点，以槟榔、牵牛子，通可行滞为君；以蔻仁、砂仁醒脾畅中为臣；以茯苓健脾渗湿，以山楂、神曲消运化滞为佐使。以动为主，诸药合用，共奏运通之效。临床上有许多病宜轻而取之，若用重剂会适得其反，此类病证，用灵动法治之。具有药味少、分量轻，或药味虽多而分量很轻。如胃气虚弱又不耐药的患者，出现纳少、胃胀、噫气、喜暖恶寒，舌质偏淡、苔薄白、脉弱等，用轻量香砂六君子汤加味，每味药量可轻至 3~5g，取灵而动之之义，往往能取得很好的疗效，否则药过于病，有"治胃反伤胃"之弊。

五　知

一、知理

这里所说的理是医学理论，中医理论博大精深，是历史长河的积淀，取之不尽，用之不竭。历代大医家，莫不深及其理而后名。正如金代成无己在《伤寒明理论》序中说："余尝思历代明医，回骸起死，祛邪愈疾，非曰生而知之，必也祖述前圣之经，才高识妙，探微索隐，研究义理，得其旨趣，故无施而不可。"明代张景岳在《景岳全书·传忠录·明理》中说："万事不能外乎理，而医之与理为尤切……故医之临证，必期以我之一心，洞病者之一本。以我之一，对彼之一，既得一真，万疑俱释，岂不甚易？一也者，理而已矣。"

欲明其理，必先读书，以我之见：①学而不厌。要学到老，干到老；干到老，学到老；学无止境。人要善于知己，善于强己。《老子》曾说："自知者明，自胜者强。"②医与文的关系。文是基础，医是楼，具备良好的古文基础，才能很好理解中医深奥的道理，才可能具备独到的悟性。③源与流的关系。学习经典著作是渊源，旁及历代医家是支流，要正确处理好继承与发扬的关系，继承好老中医的宝贵经验是基础，只有先继承好，才可能发扬。④理论与实践经验的关系。由于中医学的自身特点，一般来说，医生成名较晚。谈到这里，有一种倾向要注意，即重视经验继承，忽视理论学术的研究。应该说，实践经验可贵，理论学术更可贵。

二、知病

我一直遵守《素问·至真要大论》"谨守病机，各司其属，有者求之，无者求之，盛者责之，虚者责之"的经旨，以探求病情。这与明晓医理是密不可分的。先贤张景岳说："医有慧眼，眼在局外；医有慧心，心再兆前；使果能洞能察，知几知微，此而曰医。"治病首先要求病本，求本是多方面的，其中最重要的是病因、病性和病体。《素问·至真要大论》："必伏其所主，而先其所因。"《素问·征四失论》："诊不知阴阳逆从之理，此治之一失也；受师不卒，妄作杂术，谬言为道，更名自功，妄用砭石，后遗身咎，此之二失也。不适贫富贵贱之居，坐之薄厚，形之寒温，不适饮食之宜，不别人之勇怯，不知比类，足以自乱，不足以自明，此治之三失也；诊病不问其始，忧患饮食之失节，起居之过度，或伤于毒，不先言此，卒持寸口，何病能中，妄言作名，为粗所穷，此治之四失也。"作为一个医生，不但能治一般病，而且能治难症和重病。要不断提高自己的总体水平，要多临床、多思考、多总结，不要浮躁，不要自满，不要坐而论道。力求做到由博返约，执简驭繁。

三、知动

病是动态的，不是静止的。静是相对的，动是绝对的。因为疾病是在人身上发生的，除病邪本身变动外，人的本身就是一个时刻不停的活动机体，尤其是用药以后，其变动更是明显。所以说，医者不但要知病之为病，而且要知动之为动。这个动，主要靠医生依据当时的病态，悉心体察出来的。因此，医生对待复诊患者时要特别用心，否则就会出现失误。总之，医生要具有对疾病的驾驭能力。由于疾病是动态的，所以说治疗疾病最好的方法，还是中药煎剂，能曲尽其妙。

四、知度

所谓知度，就是要把握好对患者的治疗尺度和用药尺度，二者皆不可太过与不及，过与不及结为失宜。谚云："差之毫厘，谬之千里。"《素问·至真要大论》："谨察阴阳所在而调之，以平为期。"《素问·五常政大论》："有毒无毒，服有约乎。岐伯曰：病有久新，方有大小，有毒无毒，固宜常制矣。大毒治病，十去其六，常毒治病，十去其七；小毒治病，十去其八；无毒治病，十去其九；骨肉果菜，食养尽之，无使过之，伤其正也。不尽，行复如法，必先岁气，无伐天和，无盛盛，无虚虚，而遗人夭殃，无致邪，无失正，绝人长命。"《素问·脏气法时论》："毒药攻邪，五谷为养，五果为助，五畜为益，五菜为充。"

五、知误

作为一个医生来说，要做到不失误或少失误。由于病象复杂，医生对疾病的认识也有一个过程。所谓知误，既要知他医之误，又要知自己职务。误必纠之，最怕的是不知误。《伤寒论》："若火熏火，一逆尚引日，再逆促命期。"《伤寒论》对坏病救治原则是"观其脉证，知犯何逆，随证治之"。

（2005 年 12 月河南省首届中医继承与发展学术研讨会上的报告摘要）

多读医案

医案是医生临床经验的体现和总结，是非常珍贵的医籍，常为医学界喜读之书，读之能得到很大的启发，有茅塞顿开、豁然贯通之感，是学习他人经验最有效的途径之一。

医案大致有两种类型，一是一家之专著，一是多家之集萃。前者系一人之经验，其系统性、学术性均较强，如参天之大树，望之蔚然；后者是医林掇英，如众蜂所酿之蜜，甘味绵绵。二者各具特色，各有其优。皆应读之。

由于医案内容异常丰富，又须得其要、得其法读之，方可收效更好。根据不同内容，或取其论，或取其方，或取其法，或取其则，或取其巧，或取其妙。对其中最精要的部分，更要细读，反复读，悟其理，会其意。

无论何种医案，皆有论有方。尤其是理验俱佳的医案，均能切合实际进行分析、论述，阐明其意，论理既精又不空泛，令人读之倍觉有味。如《谢映庐医案》就是这样，说理充分、透彻、精辟，每则医案即是一篇文章，可见谢氏医理之深、文学之高、临床经验之丰，读之不禁而掩卷三叹也。兹举其冷积阻格案，以窥其一斑："胡懋光，四肢逆冷，面色青白，吞酸呕吐，食不得入，六脉沉伏，大便不通，小便短赤。细察诸症，皆由阳气不舒，理应先将下部疏通，庶几清气上升，浊气下降。因与大承气汤，叠进三剂，毫不为动，脉症如故。举家惊怖，余亦骇之，谓岂有大黄、芒硝重剂，竟不能通者？继知其人嗜酒，每患足疾，今足未病，湿热未曾下注，致停中焦，将成关格之象。视舌滑润，非燥证也，中焦必有停积冷痰，以致闭结胶黏，正所谓阳微阴浊僭倨，非仅承气咸寒可能开者。法当通阳泄浊，开结驱阴。于是以姜、附通阳以驱阴，硝、黄开结以泄浊，加草乌、皂角，名为霹雳通关之将，以直劫其巢。方成药煎，即忙与服，未及片时，下污秽数斗，小便清长，四肢温暖，食粥两碗。不用再剂，诸症悉痊。此可为冷积绳墨，因详记之。"有些医案说理虽不多，但很精辟，寓意很深，用方亦妙。如叶天士医案即是如此，其在脾胃阳虚："主始于胸痹，六七年来，发必呕吐甜水黄浊，七八日后渐安。自述病发秋月，意谓新凉天降，郁折生阳。甘味色黄，都因中焦脾胃主病。仿《内经》辛以胜甘论：半夏、淡干姜、杏仁、茯苓、厚朴、草豆蔻、姜汁法丸。"读这则医案重在取其理。有些医案说理虽不大精细，而用方极妙，效果亦好，应重在取其方。有些医案则妙中有妙，巧中有巧。有些医案则独辟蹊径，有些医案则棋高一筹，令人目不暇接。其方也，如重型炮弹者有之，如轻舟行水者有之，如围魏救赵者有之，如此等等，不一而足。这正是学习医案的着眼点。愚以为说理易而认证难，而用药尤难也。

（1999 年 3 月给两位学徒授课）

对内科杂病治疗的体会（提纲）

杂病又名杂症，通常指外感病以外的内科疾病。尤怡："《金匮要略》者，汉张仲景所著，为医方之祖，而治杂病之宗也。"徐忠可："《金匮要略》者，即所谓'金匮玉函'也，为后世杂症方书之祖。"沈金鳌："人之有病，或感七情，或感六淫，皮毛肌肉，经络脏腑，受其邪即成病，而病之发于皮毛肌肉经络脏腑之间，故曰杂也。杂者表里易蒙，寒热易混，虚实易淆，阴阳易蔽，纷形错出，似是实非。"推而广之，杂病还应有寒热虚实夹杂之义。由于有些病比较复杂，比较难治，一时还弄不清，故近有人称为疑难杂症。

兹从以下三个侧面谈点个人对杂病治疗的体会。

一、患者

（一）知患者之体

1. **病前之体**　人之禀赋有不同，体质有差异，故有强弱胖瘦、阴阳偏胜之别。《灵枢·寿夭刚柔》曰："人之生也，有刚有柔，有弱有强，有短有长，有阴有阳。"《灵枢·阴阳二十五人》也是说人体禀赋不同，因而有不同的形态和性格，对诊断治疗很有意义。

2. **病后之体**　最为重要的是要注意到患者正气虚弱情况，医不察此，必有失误。

（二）知患者之情

医生不仅要了解患者之体，还要了解患者之情。善为医者，不但要治病，而且要治人。《素问·疏五过论篇》曰："凡未诊病者，必问尝贵后贱"，"必问贵贱，封君败伤，及欲侯王"，"暴乐暴苦，始乐后苦"。《素问·征四失论篇》曰："诊病不问其始，忧患饮食之失节，起居之过度，或伤于毒，不先言此，卒持寸口，何病能中？"此外，更要注意到患者病后之情，尤其是慢性疾病和难治之病，患者往往思想负担较重，忧其经济者有之，忧其病者有之，甚至欲绝其生。对此，医者要有恻隐之心和能动情之言。

二、病症

病症种种，难以尽述，知其要者一言而终。治病求本，即其要也。求本主要在辨证，辨证方法有很多，不必赘述，兹着重说一下辨证思维。

（1）辨证中之证和证外之证，注意其杂。

（2）辨静态之证和动态之证，注意其变。

（3）辨有症状之证和无症状之证，注意其隐。

（4）辨宏观之证和微观之证，注意其因。

（5）辨顺易之证和险恶之证，注意其逆。

（6）辨正治之证和误治之证，注意其伤。

三、方药

1. 章法　组方严谨，配伍得当，君臣佐使明确。

2. 对证　针对主证，方向明确，"间者并行，甚者独行"（《素问·标本病传论》），标本先后，轻重缓急。

3. 巧妙　选方用药，巧妙之处很多，如用方之巧妙，配伍之巧妙，分量之巧妙等等，久而久之，自得其巧。

4. 灵活　加减变化，药随证变，既不失其原则，又不死板拘泥，做到圆机活泼，左右逢源，但切忌无原则无目的的灵活。

5. 疏达　久病固然多虚，但亦多郁多瘀。

6. 运通　尤其在治疗胃肠病方面，用之较多。

7. 轻灵　包括药物之轻灵，用量之轻灵。

8. 统筹　一个患者患有多种病，有些彼此有联系，有些则彼此孤立存在，对此，医者要多费匠心，能一箭双雕者则双之，但不能顾此失彼。

9. 安全　勿使近伤，勿使远伤。《素问·五常政大论》曰："病有新久，方有大小，有毒无毒，固宜常制矣。大毒治病，十去其六；常毒治病，十去其七；小毒治病，十去其八；无毒治病，十去其九；谷肉果菜，食养尽之，勿使过之，伤其正也。不尽，行复如法……无盛盛，无虚虚，而遗人夭殃。"《素问·至真要大论》曰："久而增气，物化之常也；气增而久，夭之由也。"

10. 有效　患者服药后疗效好坏与否，是检验医生水平高低的一把硬尺子。就我个人来说，诊治的疾病尚有许多不能获得满意的疗效，离"上工"水平相差甚远，需不断努力，不断提高。《灵枢·邪气脏腑病形篇》曰："上工十全其九，中工十全其七，下工十全其六。"

对以上所述三个方面，如何能做得更好呢？一要学贵日新，不断提高个人总体水平。二要勿骄勿矜，常知自己不足。三要医术医德并重。

最后，聊凑旧体七绝一首，共勉之。

临证方知学可贵，遇难更觉术之贫，

求新莫忘崇源本，本固枝荣自日新。

（2001 年 12 月）

运用活血祛瘀法的体会

血是营养人体的重要物质，既不能缺少，也不能妄行，更不能瘀滞。如果因某种原因而致血液瘀滞，就成为机体的有害物质了，从而产生新的病理和新的病变，故称瘀血为第二病因。血液既瘀，就应消而去之，必须采用活血祛瘀方法治疗。

活血祛瘀法，是祖国医学治疗疾病的一种独特方法，它与现代医学的抗凝剂和扩张血管药的作用是不一样的。这种治疗方法，是我国劳动人民长期和疾病作斗争的经验结晶。早在《内经》中就有很多关于论述瘀血方面的病因病理内容。如《素问·五脏生成篇》说："卧出而风吹之，血凝于肤者为痹，凝于脉者为泣，凝于足者为厥。此三者，血行而不得反其空，故为痹厥也。"这就说明痹厥因风邪袭入而致血瘀的病因病理。《素问·举痛论篇》说："寒邪客于小肠膜原之间，络血之中，血泣不得注于大经，血气稽留不得行，故宿昔而成积矣。"这是谈的因寒邪而致血气凝涩，日久而聚积成形的病理。《内经》对瘀血的治法，也有一些论述。如《素问·阴阳应象大论》说"血实宜决之"，《素问·至真要大论》说"结者散之，逸者行之"等，皆是谈的瘀血治疗法则的但详于理而略于药。可从时隔不远的《神农本草经》中，便可看到很多有关活血祛瘀的药物记载，如"牡丹除癥坚瘀血""桃核仁主瘀血，血闭癥瘕""大黄主下血""水蛭主逐恶血瘀血月闭，破血瘕积聚"。这些药物，直到现在仍然是临床常用而有效的祛瘀药物。从此不难看出，我国医药学早在2 000多年前，甚至远古时期，对瘀血治疗就有了比较丰富的实践经验和理论知识。而后随着社会的前进和医疗经验的不断充实，活血祛瘀法也日趋发展。如《伤寒论》《金匮要略》中诸逐瘀方剂比以前发展了，《医林改错》中诸逐瘀方剂比以前更有发展了。尤其近些年来活血祛瘀的理、法、方、药，又有新的发展，取得了许许多多的显著成就并有创见。瘀血证候，临床上比较多见，有的症状既明显又典型，有的症状不明显、不典型。典型者容易辨证，不典型者就容易忽略，对此应加以注意。首先求受病之因，造成瘀血的原因是多方面的，外感、内伤、跌打损伤，均可引起瘀血，若不注意诊察，就可能漏掉。再者，从病程上考虑是否有瘀，根据叶氏"初病在气，久病入血"的理论，确乎有一些病日久而及血络，以致瘀滞。其次，应从治疗过程中寻找途径，临床上有些病，经过多方治疗，效果不好，往往采取活瘀方法，竟获一药而愈之效，故有"诸药不效，活瘀一法"之说。笔者曾用活血祛瘀法治疗一些症状不典型的瘀血证，均获良效，这里不作具体介绍。当然也不能毫无根据、毫无分析地乱用活瘀法，不能理解为凡是治不好的病，都要试用活瘀法。

凡是瘀血证，瘀血是矛盾的共性，都应使用活血祛瘀方法治疗。但由于瘀血的原因、瘀血的部位、瘀血的新久，以及患者体质等诸方面的差异因而活瘀方法又不尽相同。下面谈点体会并附病例。

1. 与适当的理气药同用　血与气的关系，是气为血帅，血为气母，相互依存，相互为用。所以气病日久能及血，血病日久能及气。因此，治疗慢性瘀证，在祛瘀方药中要适当加入理气药味，以增强活血祛瘀的效能。

【病案】　董某，男，38 岁，教师。患间断性胃脘痛已 10 年。有时一月一发，有时数月一发，每次发作疼痛剧烈。钡餐透视，未发现病变。1976 年 6 月 10 日，疼痛发作，痛而兼胀并有呕逆。我先用木香、丁香、高良姜、吴茱萸、半夏等品治疗，先效后无效。注射哌替啶（杜冷丁）亦毫无止痛作用，只得任其自行缓解，数日来，痛苦不堪。后投以丹参饮，服后 1h 痛即止，又继服数剂，观察数月，未见其痛。处方：丹参 30g，檀香 3g，砂仁 3g。水煎服。

方中重用丹参以活血化瘀，少佐檀香调气行气，砂仁温胃畅中。此方用于血瘀气滞的胃疼痛，确有良效。假若只用丹参而不用檀、砂为佐，肯定效果不好。反之，只用檀、砂而不用丹参，也是无效的。本例曾先用理气之剂，效果不好，就是这个道理。

2. 与适当的祛痰药同用　痰是水湿凝聚而成，血与水俱瘀，郁久可化热，热炼水津而为痰浊。故治癥瘕、痞块等疾患，必兼用祛痰之药，否则瘀不易去。又有水与血互结之证，宜逐水逐瘀并用，如《金匮要略》："妇人少腹满如敦（敦：音对，是古代盛食物的器具，上下稍锐，中部肥大）状，小便微难而不渴，生后者，此水与血俱结在血室也，大黄甘遂汤主之。"方中大黄下血，甘遂逐水，阿胶养正而不至伤阴，药仅 3 味，组方严密，疗效显著。

【病案】　曹某，女，24 岁。右上腹内有一圆形肿块，大如小碗，已 2 个月余。当地医院疑为肝癌，让其速检查。经某医院超声波和肝扫描检查：肿瘤与肝不连，肝无占位性病变，肿块性质不明，动员做手术。后又经某医院检查，亦未查清肿物性质，仍动员做手术。患者坚意不做，故转诊中医。患者自述于 2 个月前，因家事生气，不久在右上腹里面生一疙瘩如鸡蛋大，发展很快，2 个月来已大如小碗，走路伸不开腰。按其肿块，形圆而质较硬，边缘整齐光滑不移动，压痛不明显。体质尚好，饮食尚可，无寒热，但精神压力较大。观其舌苔无明显异常。诊其脉沉实而较有力。宽慰之后，乃投以逐瘀祛痰软坚之剂。处方：桂枝 15g，茯苓 12g，赤芍 9g，牡丹皮 9g，水蛭 12g，土鳖虫 9g，昆布 15g，海藻 15g，远志 15g，炮穿山甲 15g（代），制马钱子 0.3g。水煎服。

上方服 6 剂，肿物大为消减，质变软。患者喜出望外，更坚定服中药的信心。而后在此方基础上去远志，或去穿山甲（因缺货），加生薏苡仁、冬瓜仁、大黄、附子，后又加黄芪以扶正。按此方增减，调治 2 个月而愈。愈后不久，又获生子之喜。至今 2 年，健康如常。

此方是桂枝茯苓丸加味而成，增入薏苡仁、冬瓜仁、大黄、附子等味，乃取薏苡附子败酱散和大黄牡丹皮汤之意。况大黄与附子同用，一凉一热，一攻一补，对于蕴郁结聚之邪，自能推陈出新，曲尽其用。综观此方，具有活血祛瘀、软坚散结、祛痰行水之功，故获满意疗效。

3. 与适当的补气药同用　气行则血行，气滞则血滞。气滞固可导致血瘀，要知气虚亦可导致血瘀，其因不同，其理则一，皆因血失其帅而不行之故。对于因气虚推动无力，血行缓慢，而致血液瘀滞之证，在治疗上就不能单纯活瘀而不补气。如补阳还五汤重用黄芪，治疗半身不遂，就是这个道理。另一方面，有些瘀证，虽非气虚所致，但血瘀日久，又需长服攻坚之剂，亦应适当加入补气药物，既攻瘀不伤正，又能提高攻瘀的疗效，可谓善法。

【病案】　张某，男，74 岁。体质素壮，能从事重体力劳动。时值夏季，劳后当风而卧，次日遂得半身不遂。正当病后 2 天，我们巡回医疗至其处。经诊查，右侧肢体瘫痪，血压不高，心肺正常，舌苔无大异常，脉象沉滞乏力。乃投以补阳还五汤和黄芪桂枝五物汤以补气活血通经。处方：生黄芪 30g，桂枝 9g，赤芍 9g，川芎 3g，当归 9g，干地龙 9g，桃仁 9g，红花 9g，生姜 9g，大枣 4 枚。水煎服。上方服 3 剂，能下床扶杖而行，又以上方继服数剂而渐愈。

此患者虽年老犹壮，但毕竟是高龄年迈，元气未免亏损，况又过度疲劳，当风而卧。元气亏损，半身无气，无气则不能动，不能动即成半身不遂。劳后当风，感受风邪，而致血行不畅，此乃内因外因，两凑于身，故取补阳还五汤，重用黄芪以峻补其气，取黄芪桂枝五物汤以温阳行血。气得补，阳得温，血得行，气血臻于和平，虽不祛风而风自去。又因患者体质素好，治疗及时，故收速效。

4. 与适当的温热药同用　寒为阴邪，易伤阳气，能使人经脉蜷缩，血液凝滞。因此，治疗因寒邪而致血凝的证候，必须加入适当的温热药，以温阳散寒。否则，犹如以棒击冰，必难消化。加入温热药，则如滚汤泼雪，红炉溶冰，易于净尽。

【病案】　赵某，患痛经病 10 年。自述于 1963 年冬天正值经期，两次趟冰水，而后发生痛经并逐渐加重。每当月经来潮前，痛不可忍，只得服止痛片以取暂效。月经周期正常，血块较多。于 1974 年 7 月来诊。患者体质较弱，面色较淡，有怯寒之感，又有明显受寒之因。据此，乃投以温经散寒，祛瘀止痛之剂。处方：桂枝 15g，白芍 15g，当归 9g，吴茱萸 12g，巴戟天 12g，炒小茴香 9g，延胡索 9g，五灵脂 9g，没药 9g，乳香 9g，木香 9g，干姜炭 9g。3剂，水煎服。于经前服一剂，月经即来，但无一点疼痛，乃喜出望外，又接服 2 剂。下次经前和经期，又续服 6 剂，仅有轻微疼痛。而后又服药 2 个经期，乃告痊愈。

此例痛经，有明显的血瘀之象，若不注意其受寒之因和形寒之征，而单纯按血瘀痛经去治，效果是不会好的。据患者说，过去也曾服过中药无效，也可能忽略了这一方面。

5. **与适当的凉血药同用**　有些瘀血，是因火热之邪，迫血妄行，溢于脉外，著而为瘀。瘀于肌肤，则呈现青紫斑点，同时兼见火热之象，治疗就要采用凉血化瘀之法。

【病案】　步某，女，25 岁。于 1975 年 8 月 19 日以皮肤紫斑就诊。自述近几天突然浑身起紫斑，越起越多，口苦，心烦热。血小板计数正常。望其舌绛红并起血疱一个如黄豆大，诊其脉数而有力。患者担心病重难治，宽慰之后，遂投以凉血化瘀之剂。处方：生地黄炭 30g，地榆炭 30g，牡丹皮 12g，赤芍 12g，大黄炭 9g，黄芩炭 9g，黑栀子 9g，墨旱莲 30g。2 剂，水煎服。

二诊：上药服后，出血和热象均减轻。宗上方加减。处方：大黄炭 4.5g，生地黄炭 30g，黄芩炭 12g，赤芍 12g，地榆炭 30g，荆芥炭 3g，仙鹤草 30g，黑栀子 9g，墨旱莲 30g。2 剂，水煎服。

三诊：身上紫斑逐渐消失，仅少数大片紫斑有点遗痕，舌上血疱也消失了。仍宗上方加减。处方：大黄炭 4.5g，生地黄炭 30g，黄芩炭 12g，赤芍 12g，地榆炭 30g，荆芥炭 3g，仙鹤草 30g，黑栀子 9g，红花 9g，苏木 9g，墨旱莲 30g。2 剂，水煎服。

四诊：全身紫斑完全消失，仅有一些心热之感。乃更以清散余热，佐以扶正之剂，以善其后。处方：连翘 12g，金银花 12g，鲜竹叶 30g，麦冬 12g，玄参 12g，白扁豆 12g，党参 12g。此方服 4 剂，完全恢复健康。嘱其近期勿食辛热之品。

此例是比较典型的血热妄行之证，始终宗凉血化瘀法治疗，起到热去、血宁、瘀散之效。况药多炒炭，已寓止血于其中，少佐以止血之品，以赞助其止血之功。

6. 与适当的攻下药同用　凡瘀血结于下焦，少腹呈现急结硬满坚痛等证的，皆应佐用攻下之品以推荡之。如桃核承气汤、抵当汤、抵当丸、下瘀血汤、大黄牡丹皮汤，皆佐用大黄以攻坚破积。不仅如此，他如跌打损伤，瘀血停留，疼痛较剧，二便秘涩者，血随火升而郁于上，头痛头涨，目赤齿痛者，以及妇人血瘀经闭，或产后恶露不下，少腹坚痛等证，皆应祛瘀攻下并用，以破血下瘀，引热下行，迅收疗效。

【病案】　李某，女。1963 年夏季患崩证，崩止而小腹疼痛，乍痛乍止，痛如针刺，正在行走时若疼痛发作，就得停步坐下，病延月余未愈。适我暑假返里，乃来就诊。根据其疼痛性质，脉象沉涩和崩后所得，断为留瘀之证。遂以瘀血汤、抵当汤合失笑散三方合用。处方：桃仁 12g，䗪虫 9g，虻虫 6g，大黄 9g，炒五灵脂 12g，蒲黄 9g。3 剂，水煎服。服后从大便下污秽之物甚多，病若失。正如《金匮要略》"下如豚肝"之谓。

活血祛瘀法与他法配合运用，是多方面的，根据病因、症状、部位、病程和患者体质状况等不同，灵活运用，不拘一格。事实上，临床单纯使用活血祛瘀药物是不多的。

活血祛瘀法，是祖国医学治疗疾病的一个很重要的方面，它能解决很多问题，我们应当进一步地去研究它、实践它、发展它。

漫谈应用方药的体会

中医方药历史悠久，功能独特，疗效可靠，是治疗疾病不可缺少的方面。故此，对于方药的熟悉掌握是非常重要的。个人从事医疗工作数十年，对此有肤浅体会。

一、方

1. **经方** 经方是指《伤寒论》《金匮要略》及《内经》所载的方子。是古代医家在长期临床实践中逐步总结出来的，具有药味少、疗效显著之特点。只要抓住病机，用之得当，往往效如桴鼓，"能起大病者经方也"之言，言之不过也。余在临床亦常用经方治病。略举案例以见其一斑。

（1）外感发热：

病案 1 冯某，女，44 岁。自述感冒半个多月，发热不退，体温 38 ~ 38.5℃。曾用许多感冒药，又输了 7 天液，热仍不退。其症恶寒无汗、项强、口渴、苔薄黄，舌欠津，脉浮数。此为邪在太阳经输之候，遂投以葛根汤加黄芩、天花粉治之。处方：葛根 30g，麻黄 9g，桂枝 10g，白芍 10g，黄芩 9g，天花粉 10g，炙甘草 6g，生姜 5 片，大枣 4 枚。3 剂，水煎服，每日 1 剂

6 天后来诊。上方服 1 剂即汗出热退。未再发热。后 2 剂未再服。

按：本病发热虽半个月以上，但仍恶寒无汗并有项背强几几之象，为邪在太阳经，故投葛根汤加味以治之；苔薄黄、口渴，有化热伤津之初兆，故加入黄芩、天花粉以清热生津。

病案 2 连某，男，16 岁。1 个月前患感冒，而后呈间断性发热，有时 1 日数次发作，有时数日 1 次发作，而且多在下午，项强，身困乏力，苔薄黄，脉浮数。析其症，发热时作，为邪在少阳之象；脉浮、项强，为邪在太阳之征。此乃太、少合病之证。遂以桂枝加葛根汤合小柴胡汤治之。处方：桂枝 10g，白芍 10g，葛根 30g，柴胡 12g，半夏 10g，黄芩 10g，党参 15g，炙甘草 6g，生姜 6 克，大枣 4 枚。3 剂，水煎服，日 1 剂。

上药服 3 剂发热已止，只头微痛，消化欠佳，乃以扶正健胃为治。

按：患者发热虽 1 个月之久，但邪仍留连于太阳和少阳两经，按经治之果瘥。于此可见，发热时间虽久，只要表证在，仍要从表证治之。

病案 3 刘某，男，40 岁。4 个月前患急性黄疸性肝炎，住某医院治疗，

黄疸消退，但在黄疸消退期间，新增冷热病，每隔 3~5 天发作 1 次，均在下午发作，先冷后热，体温 39~40℃，2 个小时左右汗出热退。医院认为是输液反应，又疑为疟疾，但未查到疟原虫。多方治疗无效，以致病延近 3 个月之久。后就诊于予。舌苔薄白，脉弦略数。此太、少兼见之病。遂疏桂枝汤合小柴胡汤原方，3 剂而愈。处方：桂枝 10g，白芍 10g，柴胡 10g，黄芩 10g，半夏 10g，党参 10g，炙甘草 6g，生姜 5 片，大枣 4 枚。

按： 此例比较典型，近 3 个月之疾，仅 3 剂而愈，可见经方之神奇也。

病案 4 贾某，男，25 岁。寒热如疟，每日下午，先冷后热，热后汗出，但热不能全退。曾服西药 6 天无效。症见口渴，舌红，舌苔薄黄，脉洪数。体温 39.9℃。据证析之，寒热如疟，为邪在少阳之象；口渴，脉洪数，为邪在阳明之候。遂以小柴胡汤、白虎汤加减治之。处方：柴胡 15g，黄芩 9g，党参 12g，半夏 9g，知母 12g，生石膏 30g，葛根 30g，甘草 6g。水煎服。服 1 剂，热出汗退而愈。

按： 此属少阳、阳明两经证候同时出现，而有表里俱重之候，故用小柴胡以和解少阳之邪，用白虎以清阳明之热，使其退热更速。张锡纯盛赞"石膏之用，谓其凉而能散，有透表解肌之力，外感有实热者放胆用之，直胜金丹"。证之临床，阳明经证发热，石膏伍葛根，清中有透，透中有散，可谓相得益彰。

（2）杂因为患：

病案 1 王某，男，3 岁。因玩耍不慎，落入井中，当即捞出，此时虽是初夏，但水仍寒凉，又加受惊，次日即发生喘证。先在村卫生所治疗无效，遂转至乡卫生院住院治疗，经用肾上腺素、麻黄碱、氨茶碱等药无效，当时我正带学生在其处实习，乃邀予诊治。患儿张口抬肩，胸部高耸，面色发绀，喘声粗而响，促而迫。体温 37.5℃。遂疏麻杏石膏汤加葶苈子与服。处方：麻黄 4.5g，杏仁 6g，生石膏 15g，甘草 3g，葶苈子 4.5g（包煎）。患儿午后开始服药，至夜间喘平，次日玩耍如常，病若失。

按： 肺主皮毛，突为水寒之气所遏，毛窍闭塞，热气内郁，加之惊则气乱，以致肺失宣降而作喘。用麻杏石甘汤辛凉宣泄，清热平喘，更加葶苈子以下气定喘，药后肺气得宣、得降、得清，故一药而愈。

病案 2 刘某，男，42 岁。1958 年野外作业，夜间着凉，时有背恶寒，因病不重，亦未多做治疗。1 个月前，又因着凉，前额疼痛较剧，常睡中疼醒，身发冷热，而后热退，唯觉背部发凉更甚，全身亦有怯寒之象。更有奇者，患者额前、耳后和鼠蹊处均有小疙瘩，额上疙瘩如黄豆大，鼠蹊部疙瘩如小指头大。曾治疗 1 个月无效，亦曾服用细辛、石膏、桃仁、红花、当归、川芎之类药物，非但无效，而且身上发肿，胃纳不好。给西药健胃剂亦无效。于1976年12月8日就诊于予。舌苔薄白，脉有浮紧之象。此乃素体阳虚有寒，又感风湿之证。遂投以麻杏苡甘汤、麻黄附子细辛汤加味之方。处方：麻黄9g，杏仁9g，生薏苡仁30，炙甘草9g，制附子9g，细辛6g，羌活9g，白芷9g，陈皮9g。2剂，水煎服。

二诊：上药服后，遍身阵阵汗出，头痛大轻，疙瘩大消，身觉轻快。照上方附子加至12g。2剂，水煎服。

三诊：上药服后，仍有泽泽汗出，哪里痛哪里汗出，不痛之处则不出，头亦不痛，疙瘩基本消失。此风湿已去，阳气得复，乃以调和营卫，补益阳气，兼散寒湿之剂，以期巩固。处方：桂枝9g，白芍9g，制附子12g，细辛4.5g，黄芪21g，当归9g，炙甘草6g，生姜9g，大枣4枚。水煎服。

四诊：上方服后，浑身发痒，在此之前已数月身未发痒。诸症消失。此乃营卫和调之象，病告愈。

按：本患者既有虚寒之见证，又有受寒之远因，阳虚寒盛，气血凝阻，故起疙瘩，风湿在表，宜从汗解，故用麻杏苡甘汤以解表祛湿；湿易伤阳，况患者素体阳虚，易从寒化，故用麻黄附子细辛汤以温经扶阳散寒；加羌活、白芷以增强其温散风寒之力。服药7剂，顽疾竟愈。可见经方之卓效也。

病案3 白某，男，23岁。饭后呕吐1年多，每次饭后要吐出一些饭食，并有较多清水，口常苦。中西药治疗无效。经某医院检查为幽门水肿，胃窦浅表性炎症，十二指肠霜斑样溃疡。症见舌苔略厚，舌质正红，脉象沉缓。处方：干姜9g，党参15g，半夏15g，黄芩3g，黄连3g，陈皮9g，竹茹9g，丁香9g。水煎服，连服8剂，病愈。

按：根据本证主要症状表现和较长的病程，系寒热虚实夹杂以虚寒为主的证候，方中姜、参、夏为干姜人参半夏丸，是本方的核心药物，伍用芩连有半夏泻心汤之意，伍陈皮、竹茹有橘皮竹茹汤之意，姜、芩、连、参同用有干姜黄芩黄连汤之意。但芩、连、茹用量均小，意不在清（此证热较微），而在开降。丁香温中降逆之力较强，更助其功。

2. 时方 时方是指张仲景以后的方剂，是临床治疗进一步发展，是历代医家经验的结晶，已成为临床治疗举足轻重、不可缺少的方面。其立方之奥意，临床之疗效，并不亚于经方。其数量之大，内容之广泛，更适宜于临床选用。予在临床使用时方的频率比较高，往往能取得满意的效果。

病案1 翟某，男，23岁。数月来每夜醒后心窝处发汗较多，他医曾以阴虚盗汗治疗无效，予以导赤散合生脉散治之，3剂而愈。

按：此为心汗，乃火灼心阴外泄之候，故用导赤散以导心火下行，生脉散以复心之气阴，脏腑表里同治，收效更捷。

病案2　刘某，女，22岁。10天来渐觉两腿酸沉，脚跟痛，而后酸沉消失，位在左膝关节内侧，疼痛，逐渐加重，步履维艰。某医院检查：白细胞12×10⁹/L。诊为急性骨膜炎，给服清热解毒活血之剂。服后感到气不接，心中难受，疼痛不减。症见局部虽痛而不红肿热，面、唇、舌色皆淡，舌苔薄白润，脉沉细无力。此应是阴疽之证。遂以阳和汤治之。处方：熟地黄30g，麻黄3g，炒白芥子9g，鹿角胶9g（烊化），炮干姜3g，肉桂3g，炙甘草3g。水煎服。服1剂痛稍安。继服7剂，疼痛渐止而愈。

按：中医治疗疾病应按中医辨证方法进行，不能硬套西医化验的结果，否则是难以收效的，甚至适得其反。阳和汤是治疗阴疽证的名方，只要对症，堪称屡用屡验。

病案3　张某，29岁。低热3个月，体温常在37.5～38.5℃，时轻时重。经X线和化验检查，未发现明显异常。用了很多西药，同时也服用过中药数十剂（中药多以阴虚挟湿为治，也有以小柴胡汤为治），但均未能取效，后就诊于予。苔黄腻，舌质略暗，脉较大。据脉、症及治疗经过，以达原饮加减治之。处方：厚朴9g，黄芩9g，槟榔9g，白芍9g，知母9g，草果6g，鳖甲30g，竹叶9g，白薇12g，牡丹皮9g。水煎服。服3剂热即退。患者害怕再发热，又继服6剂，痊愈。15年后因他病来诊，向予叙述上情。

病案4　唐某，男，17岁，学生。10天前感冒初愈即踢了一场足球，之后又去游泳，冷水冲淋，次日发热，体温渐达40℃。经用西药治疗，发热退，但心烦热不止，且渐加重，躁而欲狂，舌质红，脉数。处方：连翘10g，莲子心1.5g，麦冬15g，玄参15g，薄荷6g（后下），黄芩10g，石菖蒲6g，羚羊角粉3g（冲服），鲜竹叶卷心1撮。3剂，水煎服。

二诊：上方服完后，基本告愈，心中只有微热感。照上方加生甘草6g。3剂，水煎服，告愈。

按：此为热郁于内，入于心宫，致心神失宁，故用清宫汤加减以清心解热；加入薄荷、黄芩又寓凉膈散之义；加入菖蒲，意在入心宣窍。此方总体思路在于内清外疏，清解结合，使热去而无凉遏之弊。

3. 验方　验方也是临床治疗一个重要方面，一般说具有疗效可靠的特点。其方源大致有三种情况：一是书本记载，一是民间留传，一是医生个人的创立。兹根据我所应用的验方举病例如下。

病案1　李某，男，22岁。患者左胸、胁、腿处起4个疮，红肿热痛，尚未化脓。西医诊为多发性脓肿。患者思想紧张，怕是"十二流"，曾敷消炎药膏无效，予用方为：雄黄2.4g，大黄3g，巴豆1个（去油），雄黄、巴豆二味均研，大黄煎水送服，待大便泻数次后即喝冷开水止之。

二诊：上药服后，疮开始消退，3 个小的已基本消除，1 个大的也开始消退。药已中的，上方再服 1 次，接服下方。处方：连翘 30g，金银花 30g，皂角刺 12g，天花粉 12g，蒲公英 30g，紫花地丁 30g，白芷 9g，陈皮 9g，赤芍 12g，制乳香 9g，制没药 9g，雄黄 1.5g（分 2 次冲服）。3 剂，水煎服，愈。

按：雄黄、大黄、巴豆名为雄黄解毒丸，为治疗疮恶毒（初起）显效之方。3 味等量，巴豆不去油，将大黄雄黄分别为细面和巴豆共捣，捣极细烂，用醋糊（用米醋和细面粉打成糊状）为丸，丸如凤仙花子样大，晾干备用，每次服 19~23 丸，温开水送下，以服后大便泻数次为度（不可过泻），待腹泻数次后即喝冷开水止之。若服后不泻，可适当加量再服 1 次。因未自备此丸，故变通用之，亦同样获效。继投仙方活命饮加减方，务在清除余毒，以善其后。

病案 2　王某，女，60 岁，农民。右腿疼痛一两年。西医诊为神经性痛。曾服不少中西药均无效。就诊时患者要求尽快给予治好。遂投以他人的验方。处方：血竭 15g，儿茶 15g，制乳香 15g，制没药 15g，红花 45g（另包），麻黄 15g，生麦芽 15g。3 天服完 1 剂。每日煎 1 次服 1 次，红花分 3 次放入。首次轻煎。

上方服 4 剂，腿已不痛，髋眼处尚觉疼痛。又继服 2 剂痊愈。

按：此方活血散瘀止痛之力较著，经予多次应用，对血瘀而致的疼痛证确有疗效。我认为方中麻黄、生麦芽很有巧处。麻黄可以宣之，生麦芽可以达之，更能增强其活血化瘀之效。这是我的见解，不一定符合原意。

病案 3　张某，男，24 岁。1 年来前额及两太阳穴处热胀痛，天热时加重，天凉时减轻。早晨轻，中午及下午重；手心汗出；口黏苦，小便黄；苔薄黄，质红，脉浮数。证属风热郁阻阳经。处方：谷精草 30g，青葙子 15g，决明子 10g，蔓荆子 10g，薄荷 6g（后下），葛根 6g，羌活 6g，牛蒡子 10g，延胡索 10g，蝉蜕 6g，酒黄芩 10g，甘草 6g。6 剂，水煎服，每日 1 剂。

二诊：头热胀痛减轻，已不觉口苦。照上方去黄芩、牛蒡子、延胡索、葛根，加白芷 3g、川芎 3g、夏枯草 30g。6 剂，水煎服，每日 1 剂。

三诊：症状基本消失，唯午后略有头胀，余无不适。照上方加荷叶 10g，茶叶 6g，当归 10g，熟地黄 10g。6 剂，水煎服，每日 1 剂，以善后。

按：此方是我的临床经验方，基本药物为谷精草 30g，青葙子 15g，决明子 10g，蔓荆子 10g，薄荷 10g（后下），菊花 10g（后下），蝉蜕 6g，酒黄芩 10g，桑叶 10g，牛蒡子 10g，延胡索 10g，甘草 6g。水煎服。若大便干结，决明子加量；若眼珠胀痛，加夏枯草 30g；若兼有阳亢，可加生石决明 30g，珍珠母 30g；若有阴伤，可加玄参 30g，麦冬 10g。总之，随症加减，有定方而又无定方，方臻于善。

二、药

医生治病赖于药，方是药物所组成的，没有药也就谈不上什么方了。药是用于防治疾病的基本工具之一。故此，医生对于常用药物的性味功能，必须了然于心，方能用之得心应手，左右逢源，获得更好的疗效。

一要明其性能及其炮制的作用。（内容从略）

二要明其药味间功能的相同点和异点。如黄芩、黄柏、黄连同为苦寒之药，均能泻火燥湿，清热解毒，这是它们的相同点。黄柏泻相火而滋阴，清下焦湿热；黄芩清肺热而解肌，能退邪热；黄连泻心火而除烦，善止呃逆。所以有黄芩治上焦，黄连治中焦，黄柏治下焦之说。又如升麻与葛根皆能散阳明肌腠之邪，然葛根横行而达邪，升麻则上升而达邪。升麻与柴胡皆清轻上升，作用相近，常相辅而用。但柴胡宜发少阳半表半里之邪，疏解肝胆之抑郁，升麻升发阳明肌腠之邪，升举脾胃之气陷。

三要明其配伍关系和用量大小的变化。这个问题非常重要。是医生在治病用药中能否运用得好的问题。关于配伍，首先要掌握药物"七情"方面的有关知识，然后在临床上举一反三而用之。大凡有两味药以上的方子，皆存在配伍的关系。临床用药若能尽得配伍之巧，即可大大提高药物的功效。其理甚深，其义甚奥，亦正是中医药的绝妙之处。

药量大小变化与疗效好坏与否有很大关系。我们常看到在一张处方上，有些药用量特别大，有些药用量则特别小，还可看到有些方子用量特别大，有些方子用量则特别小。这种大小变化，对疗效是很有重要影响的。

从处方中之小量来说，大致有以下几点。①反佐宜用小量。如左金丸重用黄连之苦寒泻火，降逆止呕，少佐吴茱萸之辛温以开郁散结，下气降逆，又能制黄连之苦寒。用吴茱萸就是反佐之法，而量是小的。②升提中气宜用小量。如补气升肠饮，升麻只用一分（人参一两，生黄芪一两，白术五钱，川芎三钱，升麻一分）。傅青主对此方解释说："此方纯于补气，全不升肠，即如用升麻一分，亦不过引气而升耳。盖升麻之为用，少则气升，多则血升也，不可不知。"③疏利气机宜用小量。凡气机因腻滞而不畅者，皆宜用小量理气之品以疏利之。如滋补剂中用小量理气药以宣畅呆滞，祛湿剂中用小量理气药以鼓荡气机，其用量虽小而作用甚大。④醒脏腑之困或唤起脏腑之性者宜用小量。所谓"醒"和"唤"，是激发之意，如脾气虚弱，健运乏力，食纳减少或兼有湿象者，在健脾益气中加入小量草果、菖蒲、木香、甘松等以醒脾困，其效更好。又如肝血不足而性失条达，可在补肝剂中加入小量柴胡、薄荷、独活等以唤起升发条达之性。滑氏补肝散之用小量独活就是"假风药以张其气也"。⑤引火归元宜用小量。阴虚于下，火浮于上，此非火真有余，乃肾阴不足，阳失其恋，火不归宅而上浮，常以小量桂、附加于壮水药中以引火归元"导龙入海"。⑥助气化作用宜用小量。如膀胱气化功能失常，发生小便不利，为了助膀胱气化功能，往往在渗利和滋阴剂中加入小量桂、附以启其气化，效果更好。⑦兼治标证宜用小量。在标证不大主要，或标证虽显但不是主要矛盾的情况下，一般说治标的药物味不宜多，量也不宜大。如《傅青主女科》中顺肝益气汤治疗妊娠恶阻方中陈皮只用三分，砂仁只用一粒，神曲只用一钱，而人参、当归用至一两，熟地黄用至五钱。因为本病多是肾水不足，肝血太燥，脾胃衰微，不胜频吐，故重用滋阴养血和补气之品以治其本，仅少佐以开胃之品，兼顾其呕恶之标。再如补阳还五汤治元气不足而致半身不遂证，唯黄芪重用四两，其余活血通经药味皆用小量。

再谈一下用量大的处方和用量小的处方。大剂和小剂是根据病情而定的。需大则大，需小则小。若需大方而用小，犹如杯水车薪，无济于事；若需小方而用大，犹如倾盆大雨，难免药过于病。过与不及，均失其宜。应遵循"七方"的原则，当大则大，当小则小，不要盲目开大方，造成浪费，也不利于病。

此外，中医处方用药很讲究药量大小与配伍变化，同样的方药，用量不同，就会发生不同的效果。如小承气汤、厚朴三物汤、厚朴大黄汤均由厚朴、枳实、大黄三味组成，但在药量上有所不同，而其所主的证候及所产生的作用也不一样。小承气汤是厚朴三两（汉代衡制），大黄四两，枳实三枚。治疗积胀俱轻之证，目的在于攻实；厚朴三物汤是厚朴八两，大黄四两，枳实五枚，治疗胀重积轻之证，目的在于行气除满；厚朴大黄汤是厚朴一尺，大黄六两，枳实四枚，治疗痰饮结实之证，目的在于开痞通便。还有一些方药分量比例也是不能随便更动的。如当归补血汤，黄芪五倍于当归，才能更好地起到阳生阴长，气旺血生之效；桂枝汤中桂、芍等量，方可起到调和营卫之功。这是前人长期的实践经验，是非常宝贵的。

如何运用好方药，主要靠医生内在功夫和实力。没有雄厚的理论功底，没有严谨的治学态度，没有坚韧的学习毅力，没有良好的医德医风，是不可能做得好的。实事求是地说，我还做得很不够。戒之哉，宜勉力！

（2000 年 10 月给河南省中医药研究院职工的讲座）

学医与从医的体会

作为老校友，很高兴应赵书记之邀来这里和同学们交流。因诊务繁忙，未做文字准备，就和大家随便谈谈我个人学医与从医的体会。

一、肩负中医历史任务

大家学习中医是很光荣的。首先，中医学历史悠久，同学们在医学史中已学习过，这里不多说了。或许有人说中医是老古董了，过时了，我认为不然。越是历史悠久越是经得起历史考验，越证明其科学性。尽管也有糟粕，但那不是主流。其次，中医确有科学的内容。毛主席说中医是个"伟大的宝库"。其具有独特的理论、方药及确切的疗效，是取之不尽用之不竭的。大家以后在临床中会有更深的体会、认识。再次，中医是人类的需要，是全人类的需要，并正在走向世界。最后，中医发展后继有人。现在各个中医学院培养了许多学生，名老中医带徒等也培养了许多人才，当然这都还需要不断提高水平。因此，希望大家巩固专业思想，肩负起振兴发展中医的历史任务。

有许多同学是从农村来的，中医在农村是大有用武之地的。现在县及县级以下的名中医太少了，许多同学不愿下去，这其中当然有许多原因，但只要技术过硬，确实有疗效，还是很受欢迎的，或许最初会坐"冷板凳"。我们一附院的患者很多，找我看病的也不少，如果没有疗效，谁找你看病？中医是个瑰宝，最重要的是要占领阵地，把中医优势发挥出来。

二、打牢基本功

打牢基本功的重要性是不言而喻的，我年轻时老师曾打比方说："10 余岁时记东西如以锥锥石，稍长如以锥锥木，年长时如以锥锥水。"大家现在正处在"锥石""锥木"之间，正是记忆力旺盛之时，应珍惜大好时光打牢基本功。

1. 打牢理论基本功　首先要掌握书本知识，有的同学临证时方子记不全，我在学校学习时背的方较多，被树为典型，我的经验就四个字：决心、毅力。不能虎头蛇尾。我有个亲戚考研究生报清华，背英语辞典，我看大家拿出背英语单词的劲，别说 500 个方，就是 5 000 个方也能记住。

经典著作要学，历代医家的著作也要学。经典要学好，现在的课时不多，有的甚至没开，同学们应自学补上，毕业后仍要继续学习，要多从临床上认识提高。名老中医岳美中谈到治学时说，他每年还要把经典温习一遍。

"万事不能外乎理，而医之于理为尤切。"张景岳还说"医有慧眼，眼在局外，医有慧心，心在兆前，使果能洞能烛，知几知微，此而曰医"。理论虽很抽象，但证之临床确实有效。学习理论不可钻牛角尖，有的同学问我为啥为啥又为啥，三问两问我也"没啥了"。理论不像细胞分子能看见，重要的是理解。

强调一点，中医治病一定要以中医理论为指导，西医检查仅作参考，不能照搬西医去"消炎"。举一个医案，有一小女孩因憋尿又受惊吓出现小便闭，服西药消炎利尿药乏效，住院置导尿管方能小便，拔出依然点滴不出。如此10余日，众医束手无策，患儿父亲寻诊于我。予用麻黄、杏仁、升麻、桔梗、芍药3剂，并嘱探吐，1剂而小便通。诊断思路是憋尿致气化不利，又受惊致气机郁闭，遂以开上窍为治。盖肺为水之上源，上窍开则下窍泄。

2. **方药基本功**　经方、时方都要熟背。《方剂学》中至少90%的方药要会背，会背才能知常达变。我背方时选的是陈修园的《长沙歌括》《金匮要略歌括》，优点是有分量，如麻黄汤"七十杏仁三两麻，一甘二桂效堪夸，喘而无汗头身痛，温覆休教粥到牙"，桂枝汤"项强头痛汗憎风，桂姜芍药三两同，枣十二枚甘二两，解肌还藉粥之功"。量很重要，如桂枝汤，桂、芍等量，尤其要注意方中小量。有的医生开逍遥散，薄荷用12g，有的不用，我认为不妥当。薄荷、生姜要用小量，"肝欲散急食辛以散之"。

我个人认为，应多记方子，希望同学们抓住在校大好时光多记些，现在没来得及背，应努力弥补，迎头赶上。今后临床应注意时方、经验方的应用。如我现在正在用的治肺气肿的皱肺丸（柏子仁、五灵脂、核桃仁、甘草等）是朱良春推介的载于普济方中，疗效不错。

3. **临床技能基本功**　针灸、推拿、骨伤正骨这些都应有扎实的临床操作基本功。在处方用药中，对有毒的药物一定要慎用，以前在某县开门办学时，有个青年医生开蟾酥比常规量大200倍，患者从服药到死亡不到半个小时，这就是基本功不过硬造成的。个人体会基本功很重要。根深才能叶茂，本固才能枝荣。

三、当好苍生大医

大家毕业后就要当大夫，希望大家都当好苍生大医。首先，要有精湛的医术，并且要不断学习、精益求精，不断提高水平，我现在还经常看书。其次，要有良好的医德医风。现在的医疗行业确有不正之风，不该开大方的开大方，不该检查的检查，甚至丧失医德。我看是钱在作怪，希望大家牢记全心全意为患者服务的宗旨，做好苍生大医，活人济世。

我在新中国成立前就行医，有幸成为中医学院首届毕业生，个人感觉学医不容易，当个医生不容易，书到用时方恨少，临床应用甚感不足，需活到老学到老。就个人学医与从医的体会谈这些，希望对大家有所启发，谢谢！

为医者要重视医德建设

医生不仅要有高超的医术，而且要有高尚的医德。作为一名医生，如果医德不好，即使他有很好的医术，也不可能很好地为患者服务，就不能算是一名好医生，甚至会给患者造成一些不应有的损失和痛苦，故此有必要再谈谈有关这方面的问题，作为我们共勉。

一、要仁爱

前贤有云："医者仁术也。"医生服务的对象是有病之人，患者就医时要求医生给他解除病痛之苦，医生应急患者之所急，痛患者之所痛，视患者如亲人，对贫富贵贱，要一视同仁，要牢记毛主席的教导"救死扶伤，实行革命人道主义"。医生要医德医术并重，缺一不可。清代程国彭在《医学心悟》序中说："其操术不可不工，其处心不可不慈。"愿我们都能做一个白求恩式的医生。

二、要过细

医为人之司命，不可视医为儿戏，马虎敷衍，粗枝大叶。孙思邈曾告诫医曰："胆欲大而心欲小，智欲圆而行欲方。"所以医生对每位患者都要认真负责，己能治则治之，己不能治则推荐他医治之，或及时让其转院，切不可虚荣爱面子，贻误患者，当然也决不能无故推诿患者。在诊治每个患者时应做到："下笔虽完宜复想，用心已到莫迟疑。"医疗事故中的责任事故，多是医生心不细的结果，是医生的一大忌。

三、不要贪财

古来治病用药是要收钱的，现在有收费标准，过去则没有收费标准。"皇粮有价药无价"就是指这说的。患者看病买药，是处在被动地位，医生开啥药就得用啥药，患者对用药向来没有讨价还价的，要多少钱给多少钱。医生决不能单纯为了经济利益，开不该用的贵重药物，给国家和个人造成过重的负担。医生开方应该是根据病症需要用药，该用大方用大方，该用小方用小方，古之"七方"就是根据病症需要而立的。我在1976年《河南中医学院学报》发表"漫谈药量大小变化对治疗的意义"，其中也谈到这个问题。晋代杨泉在

《物理论》中说："非廉洁淳良，不可信也。"切忌乘人之危，取人之财。

四、不要欺诈

医生所从事的职业本身就是科学，是实事求是的，来不得半点虚假，无论医术高低本事大小，都要实事求是，不要做虚假广告，沽名钓誉，这样有害于社会，有损于医生的形象。果真有真才实学，治疗效果好，人家自然会来找你。实事求是地向社会介绍个人情况，让患者便于就医。如医院搞些"就医指南"之类的东西，介绍各位医生的简历和技术专长，这是必要的，也是无可非议的。最可恶的是那些江湖骗子，自作聪明，唯名利是图，大肆鼓吹自己，为害匪浅。正如李中梓在《医宗必读·不失人情论》中说："有腹无藏墨，诡言神授，目不识丁，假托秘传，此欺诈之流也。"

五、不要贬低他人

在诊治疾病过程中往往有经他医治疗无效而来的，这里面有治疗失当的，智者千虑必有一失；也有治疗正确，因为疗程短，尚未收到明显疗效的，不管如何，决不可对着众人贬低他医。若果你也治不好，患者又就他医，你又该如何呢？客观地说，医生不可能把所有病治好，若借此抬高自己打击别人是很不道德的，不利于团结，不利于事业，实乃阳君子阴小人也。明代龚廷贤在《万病回春·云林暇笔》中说："吾道中有等无行之徒，专一夸己之长，形人之短，每至病家，不问疾疴，唯毁前医之过，以骇患者。设使前医用药尽是，何复他求？盖为一时，或有所偏，未能奏效，岂可该将前药为庸耶？夫医为仁道，况授受相传，原系一体同道，虽有毫末之差，彼此亦当护庇，慎勿訾毁，斯不失忠厚之心也。戒之戒之。"这样的人现在虽然很少，但也不能说绝对没有。作为一个医生来说，还是严格要求自己为好，做一个品格高尚的医生。

总之，作为人民医生来说，在医术上要精益求精，在医德上要好上加好，德术兼备，做一个有益于人民的人。有关医德方面就提出这几点。

（1997 年 5 月给两位徒弟讲授的第一课）

谈医与人和仁的体会

医生是个特殊职业，工作对象是患者，生死攸关，责任重大。

这里所说的人，是指医生本人和患者。患者求医，欲去其疾，医生治病，亦欲速愈其疾，心情一致，本无两样。但因医是一个职业，病人求之，前者主动，后者被动，主动便为强势，被动便为弱势。如何平衡这种关系，关键在于医生。作为医生来说，要把这种关系倒过来，始终要以患者为本。《素问·汤液醪醴论》说："病为本，工为标，标本不得，邪气不服。"因此，作为一名医生，首先要做好为人，也就是说，人品要正，心术要正。病不择人而病，医也不能择人而医，病对人是公平的，医对患者也应公平。绝不能以患者身份、地位、贫富不同而行医，应一视同仁。毛泽东同志在《纪念白求恩》一文中说的"一个高尚的人，一个纯粹的人，一个有道德的人，一个脱离了低级趣味的人，一个有益于人民的人"，做人要做这样的人。

这里所说的仁，是指仁心和仁术。医既要有爱人之心，又要有爱人之术。清代喻昌说："医，仁术也。"清代吴瑭说："医，仁道也。"晋代杨泉说："夫医者，非仁爱之士，不可托也。"作为医生，不仅要有高超的医术，而且要有高尚的医德。如果医德不好，即使医术再高，也不能很好地为患者服务，甚至会给患者造成一些不应有的损失和痛苦。所以说，仁和术是并重的。总而言之，医生对患者，要以心相待，以爱相待，以慈相待，想患者之所想，急患者之所急，医患关系自然和谐，治疗效果也会良好。

仁术不是空谈的，要在治疗各个环节中体现出来，例如：

辨证上，疾病是千变万化的，往往寒热虚实夹杂、真假相混，因此，在辨证中要非常认真，不能有丝毫马虎。《素问·疏五过论》和《征四失论》所说的"四失"和"五过"，我们应该好好读读，并引以为戒。张仲景在《伤寒论》序中痛斥当时某些医生，不讲医术，不讲医德的行为，我们也应当戒之。在治疗中要实事求是，既不能夸大病情，骇人听闻；又不能说大话，误治机；更不能诋毁他医，以炫耀自己。这些都有悖于医德。

用药上，医贵能治病，更贵在能治大病，能治大病者为上医。大病非皆尽能治愈，但要治疗得当，疗效要高。治病就得用方用药，用得好不好，直接关系到疗效。医生根据病的性质不同、轻重不同，以及年龄、性别、体质的差异等而遣方用药。单从用方来说，就有大、小、缓、急、奇、偶、复（七方）

之别，这是一个原则，必须遵从。具体到每个方子，又必须组方严谨，针对性强，主攻方向明确，或大或小，或多或少，皆有规范。病轻药重，为药过于病，病重药轻，为药疲于病。过与不及，皆谓失宜。医生在开完处方后，应仔细审察一下，是否有失当、失误之处。"下笔虽完宜复想，用心已到莫迟疑"，这是过去医家的名言，非常好，我是按这样去做的。不赞成乱开大方，药味既多，分量又大，贵重药也多，既浪费药物，增加费用，又于病不利，甚至造成危害，而"遗人夭殃"。中药是特殊商品，药对其症，都是好药，药不对症，虽贵何用？若单从经济利益去开方用药，于心何忍。中医特色也就不知不觉地被淹没在这里面了。总而言之，我们以仁爱之心用药、实事求是地用药，我们心安，患者也心安。"看病贵，看病难"，一直是党和人民非常关注的问题，我们共同努力，争取早日解决。

在情感上，医生治病，不但要开好有药处方，又要开好无药处方。人是有感情的，喜、怒、忧、思、悲、恐、惊，人皆有之，医生在看病时，要注意到患者病前的性格和病后的情绪变化，针对患者的不同情况，或宽慰，或劝导，晓之以理、动之以情，调动患者的积极性。一般来说，患者是听医生话的，适当的思想工作可以做得通。我在治病中，常根据患者的不同情况，开出各自不同的"无药处方"。对于文化层次较高而又比较熟悉的患者，也可以文字形式开出。如某位老年女患者，有文化素养和政治素养，喜画国画，突有丧偶之痛，整日郁郁寡欢，在开完有药处方后，遂赠诗一首："雪里梅花雪后松，冷香高洁耐寒冬，一枝画笔重挥洒，何计歪斜与淡浓。"患者非常高兴，精神为之一振，果然又拿起画笔，逐渐恢复常态。"无药处方"要开得灵活，开得适当，有针对性，不能庸俗，否则会适得其反。人皆乐生而恶死，只要方法得当，入情入理，患者是会愉快接受的，让患者感到温暖，也可能会把看病当成一种精神享受。只要心存仁爱，不怕麻烦，"无药处方"，每位医生都能开得很好，事实上很多医生就是这样。

以上是我个人的肤浅体会，做得也很不够，今与诸位交流，让我们共勉吧。不当之处，请批评指正。谢谢大家。

（2007 年 4 月给河南中医学院第三附属医院师生作的报告）

从中医疗效论发展

　　我国医学从古至今，一直在发展，而且永远永远地发展。何以如此代代发展经久不衰呢？此无他，是疗效故也。历史只有医而没有中医这个名称。自从西方医学传入我国之后，才有这个称谓。从现实看，我国既有中医又有西医，大大丰富了治疗手段和方法，无疑对广大人民的身体健康是非常有利的，也是我国医疗战线上最大的优势，是其他国家难以比拟的。我们应为此感到骄傲和自豪。

　　世界上任何事情都不可能完美无缺，医学也是如此。客观地讲，中西医各有所长，亦各有所短，有些病中医疗效好于西医，有些病西医疗效好于中医，这是很正常的，千万不要以己之长衡人之短，更不能借此以诽之。果如此，只能说明他无知，不实事求是。那些民族虚无主义者，硬是睁着眼睛说瞎话，把中医说成一无是处。但有一点，事实就是事实，只要自己是一门科学，不怕人家说长道短。只要是自己的短处，我们应当虚心接受加以改进，若强加于我们的不实之言，应当予以争辩。

　　社会在前进，科学在发展，作为中医这门科学来说，也应不断总结经验，与时俱进，更好地发展他的独特疗效。疗效是存在的前提，是发展之本，提高之源，繁盛之基。只有不断发展才能永葆他的青春活力。遵照毛泽东同志讲的"中国医药学是个伟大宝库，应当努力发掘加以提高"的垂训，奋力前进。

　　发展中医学术和事业是我们共同关心的事情，应当群策群力，同心同德，在党的中医政策的指引下，大展宏图，共谋发展之略。以愚之见，根据当前情况，应注意以下几点。

　　1. 继续培养精于中医的高级人才　中医发展在学术，学术发展在科研，科研发展在人才，没有人才，发展就无从谈起。现在中医队伍阵容不算小，但真正能像历代大医家和当代大医家的水平也寥若晨星。目前有不少省包括我省在内，已经制定出培养人才的工程，而且已见成效，这是战略决策之举，要继续干下去，要讲实效。

　　2. 要按中医自身体系发展　中西两医各有自己的理论体系，不能互相替代。当前有个倾向值得注意，说中医要现代化，要按西医的模式来研究中医，发展中医，这是非常危险的，长期下去，中医势必名存实亡，岂不愧哉！痛哉！无怪乎邓铁涛老中医呼吁的那样"现在身怀绝技和有一技之长的名老中医越来越少，1965 年以前毕业的中医大夫已经全部退休，如果我们不及时抢救名老中医的知识和临床经验，那我们就失去了最后的机会"。他还说："中医如此发展下去，要不了 20 年，真正的中医中药将不复存在，如果中医要消亡在我们这一代手中，我们将愧对祖先，愧对子孙，成为千古罪人。"细思此言，并不偏激，毫不耸人听闻，是令人深思的一剂猛药。

3. 明确继承与发扬的关系　自古以来，中医一直处在继承与发扬的缔结关系，下一代的继承，总是包括下一代的发扬，因此继承的内容越来越丰富。但原始的继承是根本，是渊源，决不能丢。故而每代人的继承总是要继承最本源的东西，这个最本源的东西，就是我们常说的中医经典著作。素云：根深则叶茂，本固则枝荣，源远则流长。设想作为一名中医来说，若不读中医经典著作，是很难成为"上工"的。汉代张仲景就是在继承的基础上，写成了《伤寒杂病论》。他在序言中说得非常清楚："勤求古训，博采众方，撰用《素问》《九卷》《八十一难》《阴阳大论》《胎胪药录》并《平脉辨证》为《伤寒杂病论》，合十六卷。"同时他也指出，当时一些医生的浅陋"观今之医，不念思求经旨，以演其所知……夫欲视死别生，实为难矣"。我们是否也来个"观今之医"？医学博大精深，是中华民族的瑰宝，继承和发扬永无止境，但始终不要忘记继承这个大前提。恐怕谁也不敢说他已经继承到顶了，只有继承得好，才能发扬得好，浮躁心态是要不得的。

4. 找出不利于中医发展的因素　任何事物在前进中都会有曲折有起伏，由于多种原因，在一定程度上影响中医发展。如经济利益问题，这个问题比较突出。医院要讲经济效益，科室要讲经济效益，个人也要讲经济效益。本来中药能解决问题的也来个中西药一起上，往往西药大大超过中药用量，无怪乎有人说中医院不姓中。当然也不是说中医院就不能用西药，而是本末倒置。也可能有人说"你中医不行，不用西药解决不了问题"。事实并非如此，不必细说。试想在这样环境里中医学术发展能不受到影响吗？有些中医也为了经济效益，也盲目地开大方，开贵重药，不但浪费了经济，也浪费了资源，加重了患者负担，而且疗效也未必就好，无形中把中医特色给淹没了，丢失了。

5. 研究方法和思路问题　究竟怎样研究和发展中医，路子怎样走？我认为，凡不符合中医自身理论体系，就不要生搬硬套，削足适履，路子要走正，否则就可能要掉下去。现在高等中医药院校课程设置合理不合理，中西医课程比例妥当不妥当，应从实践中多做些调查。培养出来的学生究竟怎么样，不能只从数量上论英雄。再者，从研究生来说，我认为也有不足之处。研究生被录取后，当然在中医理论上又提升了许多，但在研究内容上分量不够，只限于实验室研究和从文献上收集一些资料，撰写一篇论文，比较容易拿到一张学位证书。写论文基本上是一个模式，我觉得倒不如从某个病或从某个方药在临床实践中认真观察总结，或许有所突破，或许发现新的苗头，即或失败，也比从实验室得出的结论要强。

其他还有避难就易的问题、急于求成的问题、基层缺医的问题，都在一定程度上影响中医学术的发展，也影响着中医疗效的发挥。

疗效不是纸上谈兵，而是靠医生的总体水平，具体在每个患者身上体现出来，个中非常微妙，非常高深，只有理验俱丰的医者，才能悟到其中的奥妙，这正是中医的独特理论体系和独特疗效的所在，非浅人所能得知的。归根结底，还是要有更多的高水平中医人才，否则只能是空谈。

卫生部常务副部长高强在 2005 年卫生工作会议上指出"中医药是中华民族的瑰宝，经过几千年的传承，形成了科学的理论体系和独特的诊疗方法，至今仍在我国医学中发挥着不可替代的作用"。这是非常精辟的实事求是的示言。

最后有两点建议：①继承高师带徒。根据现在情况，可以换个新模式，可从中医学院应届毕业生中，选拔品学兼优又热爱中医的学生，拜上确有真才实学的老师，学习 3 年。教者要真教，学者要真学，朝夕相处，耳濡目染，经过 3 年苦教苦学，出师后一定会大有作为的。当然要有一些政策措施来保障，方能成功。②打通人才通往基层的渠道。现在中医学院毕业的学生去县中医院的很少，更不用说去乡卫生院，他们宁肯在大城市改行，也不愿意去基层，这既有思想问题，又有实际问题，实际问题不能解决，渠道就难以畅通。这个问题很复杂，值得进一步研究。

（2005 年 3 月大河中医药发展首届高峰论坛报告）

目前阻碍中医药发挥优势特色的
政策障碍是什么

中医药事业在党和政府的关怀重视下，有很大发展。尤其是中医专科专病的发展更为显著。更可喜的是，目前已经涌出一大批学科带头人，名医、名科、名院相继出现，为人类健康做出了重大贡献。这是事实，应该肯定。但还应清醒地看到有诸多不足之处，特别是在中医优势特色上发挥得很不够。可以说是优势不优，特色不特。

从客观上讲，中西医各有所长，各有所短。西医一直在扬己之长，但不能正视己之短（我们不应责其所短），而中医则避短有余，扬长不足。应慎思之，明辨之，笃行之。下面谈几点我个人的看法：一是人才培养方面，先天不足；二是科研方面，偏离中医自身特点；三是医院方面，多是名实难符（名不副实）；四是治疗急危重症方面，优势难以发挥，渐趋萎缩。

国家对中医院资金投入不够，真正按中医理法方药辨证治疗药价是非常低廉的，看病本不贵。医院为了生存发展，只得中西药一起上，用西药比例大大超出中药，即使中药方也往往将不应用的贵重药也开上，造成了很大浪费。此外，还有一个易被人忽视的潜在隐忧，即容易使医生安于现状，不在中医难度、深度上下苦功夫，学术怎能得到更大的发展。

农村中医阵地越来越小，缺少政策保障，人才渠道难通。

中药问题：一是药材质量差；二是炮制不规范；三是制剂有限制（膏、丹、丸、散难以配制，致使医生难以随证使用）；四是药剂人员多非正规医药学校毕业，也不是老中药师培养的徒弟，尤其在基层更是如此。

中医药究竟怎样发展，怎样创新，沿着什么样的方向前进，是值得研究的一个重大问题，决不能犯形式上发展而实际上衰落的错误。

以上是个人的看法，仅作参考，错误之处，请指正。

（2006 年 4 月国家有关中医药调研会发言提纲）

什么是中医，什么是中医学

这个题目很有意思，也很有现实意义，愿就此谈点看法。

什么是中医？

（1）中医药姓中，敢于挺起腰杆，拍拍胸脯说我就是中医。

（2）能通晓、精通中医理论，能运用中医理论处置疾病。

（3）坚信中医理论是科学的，而且是独特的，不要妄自菲薄。

（4）不驳不杂，当然了解一些西医知识没有坏处，但千万不要种了人家的地，荒了自己的田，中医虽不是万能，但它能的方面你能了没有。

（5）历代中医大家和当代中医大家，他们是真正的中医，是地地道道的中医，要以他们为标准。

什么是中医学？

简而言之，有悠久的历史，有长期的实践，有系统的理论，有丰富的经验，有可靠的疗效，是博、大、精、深，取之不尽、用之不竭的一门科学。

（2006 年 4 月国家有关中医药调研会发言提纲）

张磊论治胃胀十法

张登峰　孙玉信

张磊主任医师为河南省名老中医，第二批全国 500 名老中医之一，从医 50 年，临床经验丰富，擅长内科杂病治疗，治病重在辨证，用药精练，疗效显著。现将随师学习以来收集治疗胃胀验案整理如下。

胃胀是指以胃脘部饱胀、膜胀或痞满为主症的一种病证，多因长期七情内伤、饮食失节、劳倦过度、寒温失调等，导致肝郁失疏，胃失和降；或肝脾气结，胃气郁滞；或湿热奎中，寒热错杂；或脾损不运，浊气不降；或脾阳不振，湿邪困脾；或胆胃不和，通降失常；或食积胃脘，胃气失和；或胃阴不足，通降无力等情况。张磊老师根据其寒、热、虚、实的不同，初病多实，久病多虚或虚中夹实的特点，结合临床实际，归纳出以下几法。

1. 疏肝和胃法　适用于肝气犯胃，胃气失和之证。症见胃脘胀满，精神抑郁或烦躁易怒，嗳气，两胁不舒，食欲减退，大便不畅。舌质红，苔薄白或厚，脉弦。方用逍遥散或柴胡疏肝散加减。

病案　桑某，女，43 岁，于 1998 年 10 月 15 日初诊，以"胃胀月余"为主诉。患者平时易生气，于 1 个月前出现胃胀，烧心，嗳气。服西药后烧心、嗳气除，但仍胃脘胀满，白天重夜间轻，食欲尚好，食后胃中不舒，偶有口苦，大小便正常。舌质淡红，苔薄白，脉沉滞。证属气机不畅，胃气不降，有木不疏土之象。方用逍遥散加减。处方：柴胡 10g，当归 10g，白芍 10g，炒白术 10g，茯苓 12g，黄芩 10g，薄荷 3g（后下），制香附 15g，炒枳实 15g，砂仁 10g（后下），香橼 10g，甘草 3g，生姜 3 片（为引）。6 剂，水煎服，日 1 剂。

1998 年 10 月 22 日二诊：药后胃胀明显减轻，胃脘部稍有痞塞感，纳、眠可，二便调。舌质红，苔薄微黄，脉沉滞。守上方去砂仁加三棱 10g，莪术 10g。6 剂，水煎服。药后痊愈。

2. 行气解郁法　适用于肝脾气结，胃气郁滞，郁而化热之证。症见胃脘饱胀，胸脘痞闷，吞酸嘈杂，嗳气频作，饮食不化等。方用越鞠丸加味。

病案　牛某，男，50 岁，于 1997 年 11 月 6 日初诊，以"胃脘痞满嗳气月余"为主诉。1 个月前无明显诱因出现胃脘痞满嗳气，食欲减退，食后痞满加重，口苦，大便时干时稀，小便正常。舌质红，苔腻微黄，脉沉而不畅。证属胃气郁滞，升降失常。方用越鞠丸加味。处方：川芎 10g，炒苍术 10g，炒神曲 10g，制香附 10g，栀子 10g，藿香 10g，紫苏梗 10g，香橼 10g，厚朴 10g。6 剂，水煎服，日 1 剂。

1997 年 11 月 13 日二诊：服上药后胃脘痞满及噫气均减轻，食后略加重，食少夜寐欠佳，后半夜入睡困难；大便稀，每日 1 次；舌质红，苔薄黄，脉滞。守上方继服 4 剂，诸证悉除。

3. 利胆通降法　适用于胆气犯胃，热结胃肠，胆胃实热之证。症见胃脘腹胀痞塞不适，口干苦，厌油腻，不思饮食，或伴恶心欲呕，大便干结，脉弦。方用大柴胡汤加减。

病案　杨某，女，28 岁，于 1999 年 12 月 3 日初诊，以"夜间胃胀 3 天"为主诉。近 3 天来，每夜 2~3 点无明显原因胃胀甚，烧心恶心，无泛酸及噫气，口干不苦，乳房胀痛，食欲减退，大便干结，2~3 天 1 次。舌质红，苔薄白，脉沉滞。因病发丑时，为木气郁遏，萌动冲土之象。故辨证属肝胆胃气失疏。方用大柴胡汤加减。处方：柴胡 15g，黄芩 10g，半夏 15g，炒枳实 10g，白芍 10g，大黄 6g（后下），川楝子 10g，制香附 15g，浙贝母 10g，全瓜蒌 15g，郁金 10g，生姜 3 片，大枣 4 枚（为引）。6 剂，水煎服，日 1 剂。

1999 年 12 月 10 日二诊：药后胃胀消失，轻微烧心，口干，大便恢复正常。舌质红，苔薄白，脉沉有力。守上方去全瓜蒌、浙贝母，加金钱草 30g。继服 6 剂而愈。

4. 清化和胃法　适用于胃肠湿热，气机不畅之证。症见脘腹痞闷，恶心口苦，纳呆腹胀，中满不饥。舌质红，苔黄厚腻，脉滑。方用三仁汤加减。

病案　刘某，男，27 岁。于 1998 年 9 月 22 日初诊。患者平素烟酒较多，近 1 个月来胃脘胀满，口干苦发黏，时有恶心，身困不舒，食欲减退，大便黏滞不爽，小便黄。舌质红，苔黄厚腻，脉滑。证属胃肠湿热，气机不畅。方用三仁汤加减。处方：杏仁 10g，豆蔻 10g，生薏苡仁 30g，川厚朴 10g，半夏 10g，通草 10g，佩兰 10g，滑石 30g，竹叶 10g，藿香 10g，甘草 3g。5 剂，水煎服，日 1 剂。

1998 年 9 月 29 日二诊：药后腹胀明显减轻，舌苔变薄。守上方加葛根 10g，继服 3 剂而愈。

5. 辛开苦降法　适用于寒热错杂，胃气不和之证。症见胃脘痞塞，腹胀或口苦纳呆，噫气不畅，胃部怕凉，大便黏滞，或烧心泛酸。方用半夏泻心汤加减。

病案　王某，女，24 岁，于 1997 年 11 月 11 日初诊，以"胃脘胀满、吐酸 3 个多月"为主诉。3 个月前曾患感冒，体温 38.5℃，同时出现胃脘胀满，泛酸。静脉滴注先锋霉素 V 等药物治疗 1 个月热退，但仍胃胀满，吐酸，全身皮肤发紧，头晕不清，眼涩，纳眠可，二便调。舌质红，苔薄白，脉右弦左大。证属胃气不和，气机不畅。方用半夏泻心汤加减。处方：半夏10g，党参10g，黄芩10g，黄连6g，干姜10g，吴茱萸3g，炒神曲10g，炒枳壳10g，香橼10g，炙甘草6g，大枣4枚（为引）。4剂，水煎服，日1剂。

1997年11月21日二诊：服上方白天胃胀、头晕基本消失，黎明前稍感胃胀满，仍吐酸，全身皮肤发紧，颜面郁胀较明显，大便偏干。舌质红，苔薄黄，脉中取有弦象。守上方加煅海螵蛸15g。继服5剂而愈。

6. 健脾和胃法　适用于脾胃虚弱，运化无力之证。症见脘腹痞胀，食少难消，四肢困倦，大便溏薄或泄泻。舌质淡，苔白腻，脉细无力。方用健脾散加减。

病案　周某，女，60岁，于1998年11月13日初诊，以"胃脘痞塞，伴纳呆，小腹胀满1年"为主诉。1年来无明显原因出现胃脘痞塞，噫气，纳呆不欲食，时有恶心呕吐，口干苦，胃脘部有轻微压痛。舌质红，苔黄腻，脉沉弱。证属中土虚弱，运化无力挟有湿热。方用健脾散加减。处方：党参10g，炒白术10g，茯苓10g，半夏10g，砂仁6g（后下），炒山药15g，草果6g，知母10g，鸡内金6g，生姜3片，大枣3枚（为引）。6剂，水煎服，日1剂。

1998年11月20日二诊：服上药后食欲大增，胃脘痞塞及小腹胀消失。

7. 温脾和胃法　适用于脾胃虚寒，胃气郁滞之证。症见胃脘腹胀，夜间重，喜暖喜按，胃部怕凉，口淡乏味，大便溏薄。方用理中汤或砂半理中汤加减。

病案　武某，女，37岁，于1998年6月26日初诊，以"胃胀，食生冷后腹泻2年余"为主诉。2年前由于食油腻食物后生气受凉，出现胃脘发胀，食生冷或胃部受凉，或说话时间较长时均易出现腹泻，每日3~4次，质稀溏，无腹痛，食欲尚可。舌质红，苔白厚兼黄，脉沉无力。证属中焦积寒，并中气虚。方用砂半理中汤加味。处方：党参12g，炒白术10g，干姜10g，砂仁6g（后下），半夏10g，陈皮10g，升麻6g，柴胡6g，补骨脂10g，炙甘草6g，大枣4枚（为引）。6剂，水煎服，日1剂。

1998年7月3日二诊：服上药胃胀略减，大便每日1次，胃部仍怕凉。舌质红，苔薄黄，脉沉无力。守上方去升麻、柴胡、补骨脂，减干姜为3g，加木香6g。继服6剂。

1998年7月10日三诊：胃胀基本消失，唯饭后胃稍胀。舌质红，苔薄黄，脉沉无力。上方干姜改为6g。继服6剂以善其后。

8. 消积导滞法　适用于食积停滞，胃失和降之证。症见胸脘痞满，腹胀，嗳腐吞酸，厌食呕恶，大便不调，方用保和丸加味。

病案 李某，男，37 岁，于 1999 年 11 月 26 日初诊，以"胃脘撑胀伴大便溏泄 3 年余"为主诉。患者平素食量偏大，大便次数多，1 日 4~5 次，无腹痛，夜间胃脘腹胀，嗳气，口黏口酸。舌质红，苔白腻，脉滑。证属饮食停滞，传导失常。方用保和丸加味。处方：陈皮 10g，半夏 10g，炒莱菔子 15g，砂仁 6g（后下），神曲 10g，麦芽 10g，茯苓 10g，鸡内金 10g，厚朴 10g，连翘 10g，甘草 6g。4 剂，水煎服，日 1 剂。

1999 年 11 月 21 日二诊：药后大便转常，胃胀基本消失。守上方去川厚朴，加炒山楂 10g。继服 6 剂而病愈。

9. 养阴和胃法 适用于胃阴不足，纳化失常之证。症见胃脘胀满不舒，厌食、口干、大便干，舌红少苔，脉细数。方用沙参麦门冬汤加减。

病案 贺某，男，78 岁，于 1998 年 9 月 24 日初诊，以"胃胀 8 天"为主诉。患者有高血压病史 23 年，糖尿病、脑梗死病史 10 年。8 天前因饮食不慎出现头晕，恶心呕吐，胃胀。经治疗头晕恶心呕吐消失，仍胃胀，时嗳气，口干，食欲减退，大便干结，舌质红，苔少，脉弦滑。结合患者年龄及病史情况，证属胃阴不足。方用沙参麦门冬汤加味。处方：北沙参 20g，麦冬 10g，天花粉 10g，桑叶 10g，石斛 15g，香橼 10g，木瓜 14g，鸡内金 10g，炒麦芽 15g，肉苁蓉 30g，炒火麻仁 30g。6 剂，水煎服，日 1 剂。

1998 年 10 月 3 日二诊：药后食欲渐增，胃胀嗳气明显减轻，口微干，大便每日 1 次，不干。舌红，苔薄白，脉弦滑。前后加减决明子、厚朴花等药，共服 18 剂而病愈。

10. 半补半疏法 适用于脾胃虚弱，虚实夹杂之证。症见胃脘痞塞胀满，四肢郁胀，食欲减退，嗳气，大便不调，倦怠乏力，方用张老师经验方。

病案 张某，女，52 岁，于 1998 年 6 月 25 日初诊，以"脘腹胀满伴两胁胀痛 1 年余"为主诉。1 年来脘腹胀满痞塞，食后尤甚；恶心嗳气，两胁胀痛；夜间口干渴；全身浮肿，四肢无力；食欲减退；夜寐差；大便干或溏，1 日 3~4 次；小便少；月经已断 10 年；舌质淡红，苔薄黄，脉沉滞。证属脾胃虚弱，三焦气化失调。用半补半疏法。处方：炒苍术 10g，炒白术 10g，炒白扁豆 15g，炒薏苡仁 20g，青皮 6g，陈皮 6g，炒枳壳 6g，炒枳实 6g，猪苓 10g，茯苓 10g，木瓜 20g，姜黄 6g，党参 10g，炒山药 20g。10 剂，水煎服，日 1 剂。

1998 年 7 月 16 日二诊：患者未至，其家属代述，服上药期间脘腹胀满及全身水肿消失，但停药后病情反复，症见腹胀，两胁痛，失眠，脑鸣，恶心，四肢无力，大便溏。照上方山药、木瓜、茯苓、猪苓改为 30g，加赤小豆 30g，生龙骨 30g，生牡蛎 30g。10 剂，水煎服。后又访照上方服 20 余剂告愈。

谷青汤简介

孙玉信　张登峰

谷青汤是全国名老中医学术继承人导师之一张磊主任医师集几十年临床经验创制的经验方。我们有幸跟师学徒，颇觉此方精妙，特介绍如下。

1. 方药组成、功效、主治及方义分析

方药组成：谷精草30g，青葙子15g，决明子10g，酒黄芩10g，蔓荆子10g，薄荷10g，桑叶10g，菊花10g，蝉蜕6g，夏枯草15g，甘草6g。因以谷精草、青葙子为主药，故名谷青汤。

功效、主治：谷青汤具有疏散风热，清利头目之功。适用于风热、郁热所致的头目疾患，诸如肝经风热上旋，或气分郁热上冲，或头面阳经郁热，清阳失展，或风热上犯出现的头晕头痛，头涨头懵，头热耳鸣，眼痛鼻渊等病症。

方义分析：方中谷精草味甘、辛，性平，归肝、胃经，疏散风热，明目退翳，《本草纲目》中记载："谷精体轻性浮，能上行阳明分野，凡治目中诸病，加而用之甚良，明目退翳之功，似在菊花之上也。"青葙子味苦，微寒，入肝经，治五脏邪气，镇肝明耳目，治肝脏热毒冲眼，赤障青盲翳，共为君药；菊花、薄荷、蔓荆子、桑叶、蝉蜕疏风清热，清利头目，黄芩清热燥湿，泻火解毒。《本草纲目》云："治风热、湿热、头痛……。"又说："得酒上行，……"故方中用酒黄芩，共为辅药；决明子味甘苦，性微寒，归肝、大肠经，清肝明目，润肠通便，一可泻热下行，二可制散太过为佐药；甘草清热解毒，调和诸药为使药。诸药共奏疏风散热，清利头目之功。

2. 组方特点及加减变化

谷青汤的组方有以下特点：①主要药物多入肝经。诸如谷精草、青葙子、菊花、薄荷、蔓荆子、决明子、黄芩、夏枯草等均入肝经。因为头目疾患虽与阳经有关，但与厥阴肝经也关系密切，如《临证指南医案·头痛》邹时乘按："头为诸阳之会，与厥阴肝脉会于巅，诸阴寒邪不能上逆，为阳气窒塞，浊邪得以上据，厥阴风火乃能逆上作痛。故头痛一证，皆有清阳不升，火风乘虚上入所致。"说明头痛多由火风循肝经入巅顶所为。眩晕病与肝脏关系更密切，华岫在《临证指南医案·眩晕门》中说："经云诸风掉眩，皆属于肝，头为六阳之首，耳目口鼻皆系清空之窍，所患眩晕者，非外来之邪，乃肝胆之风阳上冒耳，甚有昏厥跌仆之虞。"故方中所选药物多归肝经，取其疏肝经郁热，散阳经风热之功。②方中药物性多寒凉，味多辛甘，质多轻清，多为风药。头为诸阳之会，其位最高，非风药莫能上达至巅，风热之邪壅塞清窍或阳气郁热，非寒凉莫能清，非辛甘莫能散，只清不散则取效不捷，只散不清则取效不彻，故应清散合用，使风热之邪无潜藏之所。③清上润下，上下分消。谷精草、青葙子、菊花等清上焦风热，黄芩清热燥湿，决明子润肠通便，泻肝热下行。少阳及阳明经郁热，易出现大便干，故通大便以助清上，使上下分消，取效较速。

加减变化：根据临床兼证不同，可灵活加减。若头痛偏于太阳经部位，选加羌活、川芎；偏于阳明经部位，选加白芷、葛根；偏于少阳经则加柴胡。若风热夹肝阳上亢，酌加生石决明、珍珠母、天麻、钩藤；若风热郁久伤阴，则合四物汤，或加玄参、麦冬等；若风热外感兼夹，应合银翘散。若患者大便溏薄，则去决明子。夜间眼珠胀痛甚者，则重用夏枯草至30g。若头昏不清，恶心则加荷叶30g，竹茹15g。

3. 验案举例

（1）耳鸣案

赵某，男，36岁，于1998年6月2日以"脑鸣2年"为主诉初诊。患者长期在国外从事翻译工作，且平时吸烟量大（2包/日），渐出现脑鸣，头晕头昏，睡眠多梦，无头痛恶心，食欲可，口中和，大小便正常。舌质红暗，苔薄黄，脉沉滞。诊断为脑鸣，证属风热上扰清窍。用谷青汤加减：谷精草30g，青葙子15g，决明子10g，薄荷10g（后下），蝉蜕6g，桑叶5g，菊花5g（后下），蔓荆子12g，怀牛膝10g，生龙骨、生牡蛎各30g（包煎），甘草3g。6剂，水煎服，日1剂。二诊：服上药后，脑鸣减轻，头晕头懵消失，夜眠入睡慢，余无明显不适，大小便正常。舌质红，苔薄黄，脉细而滞。照上方加炒酸枣仁30g，茯神10g。继服6剂。1998年9月25日来诊时自述服上药后症状消失，遂停药，近因工作劳累，脑鸣复作，睡眠多梦，口干不苦，食欲可，大便排泄慢，每次30~40分钟，小便正常。舌质红，苔薄黄，脉沉滞。仍以上方加荷叶30g，槐角30g。继服10剂，水煎服。后访告愈。

（2）头痛案

李某，女，55岁，以"间断性头痛头晕1年，发作6天"为主诉，于1998年9月29日初诊。患者1年来不明原因经常出现头痛头晕，头顶发紧，项强不舒，伴有右侧颈索乳突肌肿胀，口干不苦，易感冒，时有心慌，腰痛，纳眠可，无耳鸣，大便干结，脉沉滞。诊断为眩晕，证属风热上扰清窍。治用谷青汤加减：谷精草30g，青葙子15g，决明子20g，槐角30g，蝉蜕6g，蔓荆子 10g，葛根 30g，蒲公英 20g，连翘 12g，甘草 6g。6 剂，水煎服，日 1 剂。10 月 22 日复诊，服上药头痛头晕减轻，大便转常，近因停药，病情反复，仍有左太阳穴处疼痛，头顶及项部发紧，两眼发昏，纳眠可，大便干，小便正常。舌质淡红，苔白略腻，脉沉滞。照上方加川芎 20g，生石决明 30g（先煎）。6 剂，水煎服。先后加减服药 18 剂，于 1999 年 1 月 5 日患他病来诊时，告知药后上病愈。

用药心法

一、用药法度

1. 大毒治病，十去其六

药物为治病而设，然而其有两面性，既有治病之功效，亦有致病之副作用。临床用药一定要做到合理使用，正确配伍，不偏不倚，药到病除，中病即止，即用药之"毒"之义。

中药的毒性，是中药治疗疾病有效成分的重要组成部分之一。对中药毒性的认识，"毒药"一词，古今有不同的含义。景岳云："药以治病，因毒为能，所谓毒药，是以气味之有偏也。盖气味之正者，谷食之属也，所以养人之正气。气味之偏者，药饵之属也，所以去人之邪气。其为故也，正以人之为病，病在阴阳偏胜耳……是凡可辟邪安正者，均可称为毒药，故曰毒药攻邪也。"阐释了广义的"毒"即是药，就是药物的偏性，泛指一切药物。毒性作为药物性能之一，是一种偏性，以偏治偏也就是药物治病的基本原理。狭义的"毒"是指药物对人体产生的不良影响及损害，就是药物的毒性和副作用。并不是所有的药物都有毒性，有毒性的药物专门指那些药性强烈，对人体有毒性或副作用，安全剂量小，用之不当，或药量稍有超过常量，即可对人体产生危害，甚至致人死亡者。隋·巢元方在《诸病源候论》中提到："凡药物云有毒及大毒者，皆能变乱，与人为害，亦能杀人"，张景岳《类经·脉象类》指出："毒药，谓药之峻利者。"历代本草书籍在具体药物的性味下，标明"有毒""无毒"或"小毒""大毒""剧毒"等，就是指这些药物所具有大小不等的毒性。

《神农本草经》对中药的毒性就有论述。按药物的毒性和疗效分为上中下三品：即上品，能补养，无毒，可以长服、久服之品；中品，能治病补虚，无毒或有小毒，斟酌使用；下品，专治大病，多为有毒，不可多服，不能久服。《素问·五常政大论》云："大毒治病，十去其六，常毒治病，十去其七，小毒治病，十去其八，无毒治病，十去其九，谷肉果菜，食养尽之，无使过之，伤其正也。"这是根据药物毒性的大小，把药物分为"大毒""常毒""小毒""无毒"，同时又说要针对病体虚实，疾病深浅适当选择药物和确定剂量。有毒副作用的药物在治病时，收到相当效果后，就要停用，毒性越大的药物越不能久服，即所谓的"衰其大半而止"。从另一个侧面说明了治疗疾病时需要从疾病本身出发，使用合适的药物进行治疗，这样才能"无殒"，这些中医药的理论，至今仍为中医辨证施治、指导使用中药治疗疾病的重要法则。

在临床实践中，对于有毒药物，临床应用较少，但对于必要用时，仍遵循"大毒治病，十去其六"的原则。

2. 有故无殒，亦无殒也

"有故无殒，亦无殒也"语出《素问·六元正纪大论》："黄帝问曰：妇人重身，毒之何如？岐伯曰：有故无殒，亦无殒也。帝曰：愿闻其故何谓也？岐伯曰：大积大聚，其可犯也，衰其大半而止，过者死。帝曰：善。"原文中"故"意为"疾病"或"疾病的原因"，"无殒"是指"没有损伤"，此段经文大意为有病邪存在，虽使用峻烈药物，只要掌握"衰其大半而止"的原则，是不会伤害母体及胎儿的。张景岳注曰："重身，孕妇也，毒之，谓峻利药也，故如下文大积大聚之故，有是故而用是药，所谓有病则病受之，故孕妇可以无殒，而胎气亦无殒也，殒，伤也。"我们应当先对疾病进行准确的辨证，再通过辨证选用恰当的药物进行治疗，即使治疗时所使用的药物是妊娠的禁忌药物，一般也多无大碍。因为使用的这些禁忌药物的峻猛之性，是作用于母体本身，祛除母体的邪气的。不能仅仅考虑药物本身的特性，更要与机体性质相互结合起来，当机体有邪气时，药物作用于病邪，表现出的是治疗作用；而当药物作用于正常机体时，毒性就会作用于机体本身。不能直接从药物本身的特性去使用，从而割裂药物和临床辨证之间的关系。

医圣张仲景对此应用堪称典范。在《金匮要略》治疗妊娠疾病的众多方剂中，多含有妊娠禁忌药，其中包括干姜人参半夏丸、桂枝茯苓丸、当归芍药散、白术散等，如治疗妊娠素有癥病漏下不止者，以小剂量桂枝茯苓丸破瘀消癥，使祛瘀而不伤正，化癥而不伤胎，瘀消血止，胎元自安。妊娠妇女因为有（大积大聚等）危重疾病，所以用大寒大热或峻猛的药物攻邪对孕妇（及胎儿）均没有损害，但要中病即止，待邪去大半时停止用药，切勿过量用药而损伤了孕妇及胎儿。

二、用药原则

1. 首选药食两用

在中医辨证治疗过程中，应根据患者的实际情况进行合理用药，不同的人，不同的病，不同的发病时间，往往用药不同。

作为我国第一本本草学专著，《神农本草经》就记录了较多的药食两用药物，如大枣、枸杞子、桑葚、薏苡仁、生姜、杏仁、乌梅、核桃、莲子、蜂蜜、百合等在民间即是常见的食物，这些物品在书中主要强调了其补益的作用，可以久服、多服。"药食同源"是我国劳动人民在食物和药物发现中总结的智慧结晶，体现了食物在保健和治疗方面的功能。在临床用药中，张师首选药食两用之品，比如甘麦大枣汤治疗妇人脏躁，山药用于治疗脾虚便溏者，枸杞子、桑葚用于肝肾亏虚等。

2. 次选无毒之品

有毒无毒是中药药性理论的重要组成部分，对中药有毒无毒的认识，可以追溯到远古时代"神农尝百草……一日而遇七十毒"。《神农本草经》在序列中论述了毒药的配伍、炮制及使用方法，在正文中又将所记载的365种药物按有毒无毒分为上、中、下三品，说明先祖对药物的有毒无毒已有了初步的了解。随着社会的发展，用药品种的扩大和中医药的进一步发展，药物的有毒无毒理论，同四气五味归经一样，已成为指导临床用药的基本原则。

通常药理学意义的毒药是指治疗量与中毒量比较接近或相当，超过中毒量即可引起不良反应甚至死亡的药物。狭义上讲，有毒中药的意义亦在此。但是中医对有毒无毒的认识更加广泛。中医对"毒"的含义可从三个方面认识。

第一：毒与药相通，上古时期，毒与药的含义相通，常将"毒药"作为药的统称。神农"尝百草之滋味，水泉之甘苦，令民知所避就"。神农尝百草是为了寻找食物，无毒者为"食"，有毒者为"药"。此亦为药食同源之说。药多有毒害，区别于食，故谓之药。因此可以总结为"药"即"毒"。

第二："毒"乃"药"之偏性，张介宾《类经》中指出："药以治病，以毒为能。所谓毒者，因气味之偏也。盖气味之偏，药饵之属也，所以祛人之邪气。"即是说，毒是指药物所具有的偏性，是药物所以能"补偏救弊"，治疗疾病的物质基础。这种"毒"与上古毒药通称之毒，有相同的一面，亦有相区别的一面。不同之处在于，上古认为，药物多毒，但较笼统，一般不作大、中、小毒之分。而后一种对毒的认识是指药物所具有的偏性，不一定兼具毒副作用。《神农本草经》载药365种，按其特性分为上、中、下三品，其于序录中云："上药一百二十种为君，主养命以应天，无毒，……中药一百二十种为臣，主养性以应人，无毒有毒，……下药一百二十五种为佐使，主治病以应地，多毒，不可久服。"可知《本经》中药性有毒、无毒并非专指毒害之有无，而主要是指药性之强弱、缓烈之别，性峻烈之品多被视为毒药。可见其所谓大毒、常毒、小毒、无毒，是可用以描述药性辛烈、和缓之别的。

第三："毒"为药之害，随着医疗实践的发展和进步，毒药概念逐渐由广义转向狭义，毒药专指使用不当会产生副反应甚或致人死亡的药物。

我们应当辩证地认识中药的有毒无毒。首先应认识到有毒无毒是从药物的性效对比而言，是表示不同药物在常量应用时性能的峻缓及对人体毒害的大小。但是仅仅有这样的认识还不够，因为药物的有毒无毒与用量及使用方法有关，有些认为无毒的药物因用量和不合理的使用可毒害人体。甘草无毒，《本经》列为上品，若大量久服，可使患者脘腹痞满或水肿。反之，有些有毒或大毒的药物只要适量合理应用则能化毒为利。如乌头有大毒，但正常量使用，不但不能毒害人体，可收散寒止痛之功。其次，性能相异的毒药，对人体的毒害程度有差别。古本草及现代的药典常以"大毒""有毒""有小毒"等词来表示药物毒性的强弱。

在众多类似功效的中药中，仍是以无毒之药作为首选。

3. 选廉价之品

人参是补气佳品，用于危重症的抢救，否则党参可以取代。一般来说，即使是人工栽培的人参，其价格也是党参的几倍。对于容易出汗、语声低微的肺脾气虚者来说，可用党参15g泡水代茶饮。

鹿茸是补肾壮阳的良药，适合阳虚者服用，但它的功效并非无可替代。临床上常用肉苁蓉、韭菜子、仙茅、巴戟天等相对便宜的药来代替鹿茸。如阳虚体质的老人，冬季养生可用肉苁蓉羊肉粥来代替，做法很简单：取肉苁蓉30g，精羊肉、粳米各100g，精盐少许，葱白、姜末各适量。将肉苁蓉放入砂锅内，加水适量煎煮至沸，去渣取汁，用此汁液与粳米、切碎的羊肉共煮至熟，加入精盐、葱白、姜末，稍煮一两沸即可食用。

用浙贝母、前胡、紫菀代替川贝母，用石决明、钩藤代替羚羊角，用红花、益母草代替藏红花，用桃仁、红花、赤芍代替三七。

4. 选药源丰富之品

在祖国广阔的大地上，分布着种类繁多、产量丰富的药材资源，可谓是一个天然药库。仅药典记载已达五千种以上，被用作防病治病的主要武器，对保障人类健康和民族繁衍起着重要作用。

中药的来源除部分人工制品外，绝大部分都是来自天然的动物、植物、矿物。资源丰富的比如陈皮、薄荷、茯苓、柴胡等。临床实践中，在辨证论治的基础上，多选资源丰富的中药为宜。

三、用药如兵

临床辨证用药，如同临阵打仗调兵遣将，有需要轻取的，有需要重攻的；有需要集团军作战的，有需要单兵种进攻的；有需要急取的，有需要缓图的；有需要王道之师的，有需要霸道之将的；目的是一致的，要战胜敌人，即治愈疾病。

1. 要知己知彼

医生临病与军人临战一样，在不明敌情时要周密侦察，即通过望、闻、问、切四诊，仔细收集资料，结合发病时间、患者体质，进行辨证分析，慎重判断，知道邪之盛衰、病变部位、寒热多少、正气强弱；还需要知道所用武器，即药物之性味、归经、特性、特长，以及配伍适宜，做到"知彼知己"，心中了然。就清热药而言，有清气分热的，有清热凉血；有清热燥湿的，有清热养阴的；有清实热的，有清虚热的；有清上焦热的，有利下焦热的；有偏清脏热的，有偏泄腑热的。除了辨证准确，一定要知道药性。

2. 要调兵遣将

辨证已毕，目标一定，就要调兵遣将。古代的医家看到，"药性刚烈，犹若御兵，兵之猛暴，岂容妄发！"（《千金要方·食治》）这是从"兵"与"药"的特性上说明二者都具有"刚烈"的共同特点，因此用药要慎之又慎。古人还从用药之法"贵乎明变"着眼，看到灵活多变的共同点。徐春甫《古今医统》指出："治病犹对垒。攻守奇正，量敌而应者，将之良；针灸用药因病而施治者，医之良也。"这是医家以用兵来比喻用药。如对于急危重症，用药宜足量重剂，犹如使用飞机大炮，猛烈攻击；对慢性虚损性疾病，用药宜轻量缓剂，犹如小米加步枪，缓缓图之；《白豪子兵》指出："良将用兵，若良医疗病，病万变药亦万变。"

3. 要不战而胜

对于疾病，医家主张"圣人不治已病治未病"，"良医者，常治无病之病，故无病"，只有那些能预防或减少疾病发生的医生，才能称得上是良医。《医学源流论》曰："是故兵之设也以除暴，不得已而后兴；药之设也以攻疾，亦不得已而后用，其道同也。"应该树立治未病的思想，防患于未然。既病之后，少用药开小方，治大病；尽量使用无毒性或毒性小的药物，不能不治病而致病。尽量使用"王道之师"，平淡之中见奇功。

把兵学原理移植到医学之中，特别是中医学之中，无论在理论上还是实践上，都可以启发人们的意智，开阔人们的视野，指导养身治病，意义深远。

四、药物的量效关系

古今名医，在精通药性、药物归经、四气五味的同时，没有不在药量上细加摸索的。中药对于疾病的治疗效果怎样，除取决于诊断是否正确、选方是否对证、用药是否合理外，与剂量不无关系。故医学大家岳美中曾感慨道："中医不传之秘在于量。"同一种药物，有时用量不同，主治功用就不一样，临床效果就会差别很大，有时甚至会产生相反的效果。所以深入挖掘药物的剂量和效用之间的关系，是充分发挥中药功效，提高临床疗效至关重要的环节。

1. 麻黄　麻黄以其轻扬之味，而兼辛温之性，善达肌表，走经络，能表散风邪，祛除寒毒，用量宜重，若为风寒外感，用10~15g，常用的有麻黄汤、小青汤龙等；若为风寒湿痹，用15~30g，如桂枝芍药知母汤、乌附麻辛桂姜草汤，用量轻则效果不佳。若寒邪深入少阴、厥阴，隐匿于筋骨之间，非用麻黄、官桂不能逐者，用量宜轻，3~5g即可，如阳和汤。老年男性患者，麻黄用量大，有致癃闭之嫌，但此副作用，可用来治疗儿童遗尿病，多配伍益智仁、芡实、金樱子、莲须等补肾制品。

2. 柴胡　柴胡用量不同，临床功效差别很大，《药品化义》："柴胡性轻清，主升散，味微苦，主疏泄，若用二三钱，能祛散肌表……若少用三四分，能升提下陷。"若用于解表退热，用量宜大，15~30g，如柴葛解肌汤、柴胡达原饮、小柴胡汤，用量过轻达不到退热效果；若用于疏肝解郁，量宜中等，10~15g，如逍遥散、柴胡疏肝散、龙胆泻肝汤，如果用量过大，则使肝气疏泄太过，作用会适得其反，还会损伤阳气和肝阴；用于升举阳气，少量即可，一般不超过6g，如补中益气汤、升陷汤，若用量过大，会减弱参芪等的益气功能，直接影响益气升阳之效果。

3. 升麻　《辨证录》："盖升麻少用则气升，多用则血升也"，升麻少量可以升举阳气，透表发疹，若用于治疗久泻脱肛、子宫下垂、崩漏下血等气虚下陷证及疹出不畅的风疹、麻疹等病，用量宜小，3~6g，如补中益气汤、举元煎、升陷汤、升麻葛根汤；重量可以深入血分，而达凉血解毒的功效，如治疗痈肿疮毒，热毒血痢等热毒炽盛之证，用量宜重，可以用15g以上，如升麻鳖甲汤、麻黄升麻汤；若用治疗一般的阳明胃肠郁热证，用量宜适中，10~12g，如清胃散、普济消毒饮。

4. 羌活　《本草汇言》："羌活功能条达肢体，通畅血脉，攻彻邪气，发散风寒风湿。故疡证以之能排脓托毒，发溃生肌；目证以之治羞明隐涩，肿痛难开；风证以之治痿、痉、癫痫，麻痹厥逆。盖其体轻而不重，气清而不浊，味辛而能散，性行而不止，故上行于头，下行于足，遍达肢体，以清气分之邪也。"故若用于风寒外感，10~15g，如九味羌活汤；若用于风湿痹证，用量宜加重，15~30g，如除风湿羌活汤、羌活胜湿汤；若用于疡证以排脓托毒，发溃生肌，或用于脾虚湿陷证以升发脾胃清阳之气，用量宜轻，仅以为向导而任佐使之药，3~6g，如升阳益胃汤、羌活透肌汤。

5. 黄芪　黄芪具有"量小则雍，量大则通"的特点，若补虚益损，用量一般为10~20g，如归脾汤、圣愈汤、十全大补汤等；若固表止汗，治疗汗证，黄芪的用量为30g，如气虚自汗的玉屏风散、阴虚盗汗的当归六黄汤；若升阳举陷，固气摄脱，治疗中气下陷、崩漏脱肛、脏器下垂，黄芪用量30～40g；若利水消肿，治疗腹水、下肢水肿，黄芪用量为40～60g；如补中益气汤治脾胃气虚、脱肛、子宫下垂、久泻久痢等气虚下陷诸症，举元煎主治气虚下陷、血崩血脱、亡阳垂危等证；若行滞通痹，治疗中风偏枯，手足不遂，黄芪用量一般从30～60g开始，逐渐加大，如补阳还五汤；同时还有对血压双重调节作用，若用于低血压，黄芪用量不超过15g，若用于高血压，黄芪用量在15g以上。

6. 红花　《药品化义》："红花，善通利经脉，为血中气药，能泻而又能补，各有妙义。若多用三四钱，则过于辛温，使血走散。同苏木逐瘀血，合肉桂通经闭，佐归、芍治遍身或胸腹血气刺痛，此其行导而活血也。若少用七、八分，以疏肝气，以助血海，大补血虚，此其调畅而和血也；若止用二三分，入心以配心血，解散心经邪火，令血调和，此其滋养而生血也；分量多寡之义，岂浅鲜哉。"红花具有"量小则和血，量大则破血"的特点。故若用于月经不调、经脉痹阻等证，用量宜小，6～9g，如桃红四物汤、血府逐瘀汤；若用于跌打损伤，瘀肿疼痛、癥瘕积聚之证，用量宜大，10～15g，如复元活血汤、八厘散、解毒活血汤。

五、常用药对

临床上有时需要按照病情的需要和药物的不同特点，有选择地将两种以上的药物合在一起应用，这就形成了药物的配伍。"药有个性之特长，方有合群之妙用"，方剂临床疗效的发挥，很大程度上取决于中药的配伍，而药对正是方剂配伍的核心所在，它是临床上常用且相对固定的中药配伍形式，也是方剂最小的组方单位，是历代医家积累临床用药经验的升华。尤其是方剂中的核心药对，它决定了方剂的主要功效，它的组成是不可随意分割和取舍的，改变核心药对的组成，原方的主要作用功效也会随之改变。因此熟悉常用药物的配对效用，对我们掌握药物的配伍规律，提高临证遣方用药的水平尤为重要。

1. 黄连配伍半夏　黄连苦寒，清胃热而燥湿，以开中焦气分之热结；半夏辛温，燥湿化痰、降逆止呕，以开中焦气分之湿结。二者相伍，辛开苦降，寒热互用，清热与燥湿并举，共奏清热燥湿化痰、宽胸止呕之功效，用于治疗湿热痰浊、郁结不解之胸脘满闷、痰多黄稠；寒热互结、气机失畅之心下痞闷、按之疼痛。

2. 黄连配伍大黄　黄连清热燥湿解毒；大黄泻热通便、凉血解毒。二者皆苦寒之品，相须为用，其清热泻火、凉血解毒之功效更著，用于治疗邪热内结之热痞证；胃肠湿热火毒壅滞之湿热下利、里急后重，或大便不爽；实火上炎之目赤肿痛、口舌生疮、牙龈肿痛以及血热妄行之吐衄、发斑等症。

3. 黄连配伍阿胶　黄连苦寒，清心降火除烦，以泻为功；阿胶甘平质润，滋肾养阴补血，以补为用。二者相伍，能使心肾相交、水火互济，共奏滋阴清热、养血安神之功效，用于治疗热邪伤阴、阴虚火旺之心烦不安、失眠多梦、舌红少苔、脉细数等。

4. 黄连配伍干姜　黄连苦寒，清热泻火解毒、降逆止呕、燥湿止痢；干姜辛热，温中散寒开结、回阳通脉。二者伍用，辛开苦降、寒温并施，有泻热痞、除寒积、清郁热、止呃逆之功效，用于治疗寒热互结心下之胃脘痞满、嘈杂泛酸、不思饮食；上热下寒之食入即吐、腹痛下痢等症。

5. 黄连配伍厚朴　黄连清热燥湿；厚朴行气化湿。二者合用，有清热行气除湿之功效，用于治疗泄泻因湿热所致者。

6. 黄连配伍吴茱萸　黄连清热燥湿、泻火解毒、清心除烦、清胃止呕；吴茱萸温中散寒、下气止痛、降逆止呕。二者伍用，辛开苦降，有清肝泻火、和胃降逆止呕之功效，用于治疗肝郁化火、胃失和降引起的胁肋胀痛、嘈杂吞酸、口苦、呕吐等症。

7. 黄连配伍紫苏　黄连苦寒，清热、燥湿、泻心胃之实火；紫苏芳香，理气宽中、化浊辟秽、醒脾止呕、宣通肺胃之气郁。二者合用，寒温相伍，有清热和胃、理肺畅中之功效，以调整胃肠功能为其长，用于治疗恶心呕吐、胃脘痞闷、妊娠恶阻、胎动不安等证因气滞、热郁、湿阻所致胃失和降而致者。

8. 柴胡配伍白术　柴胡疏肝解郁；白术益气健脾。二者伍用，疏肝补脾，可治疗肝郁脾虚之胸胁作痛、神疲食少者。

9. 柴胡配伍升麻　二者均能升清阳而举陷。但柴胡主升少阳清气；升麻主升阳明清气。二药常相须为用，其升清举陷之功效更著，用于治疗因气虚下陷而致之脱肛、子宫脱垂、胃下垂；清阳下陷之泄泻等病症。

10. 柴胡配伍香附　二者均为疏肝补脾之良药，常相须为用，治疗肝郁胁肋胀痛之症。

11. 柴胡配伍枳实　柴胡辛散升阳，疏肝解郁；枳实苦泄沉降，下气消痞、除痰消积。二者合用，共奏疏肝理脾、调畅气机、通阳达郁之功效，用于治疗肝脾失和、气机不调之胸胁胀满、积食难消、腹痛泻下以及肝郁而致四肢厥逆者。

12. 麻黄配伍杏仁　二药皆入肺经，都有平喘之效，麻黄性味辛温，偏于宣散，杏仁性味苦温，偏于肃降，二者一宣一降，相互为用，咳嗽、气喘，肺寒肺热皆可用之。《本经疏证》云："麻黄汤、大青龙汤、麻黄加术汤、麻黄杏仁薏苡甘草汤、厚朴麻黄汤、文蛤汤，皆麻黄、杏仁并用……则可谓麻黄之于杏仁，犹桂枝之于芍药，水母之于虾也。"

13. 麻黄配伍熟地黄　麻黄辛温达卫，宣通毛窍，能开腠理，散寒凝；熟地黄甘温，滋补阴血，填精益髓。二药合用，一补一散，共奏温阳补血，散寒通滞之功，如阳和汤，其中少量麻黄发越阳气，宣通经络，开腠理，散寒凝。

14. 升麻配伍葛根　升麻辛散以发表透疹，寒凉以清热解毒；葛根轻扬发散，既解肌退热，又透发麻疹。二者均为甘辛轻清之品，相须为用，则辛能达表，轻可去实，升散透达，解肌透疹之功效更著，用于治疗麻疹初起，头痛发热；或麻疹透发不畅者。

15. 升麻配伍生地黄　升麻升阳、发表、清热解毒；生地黄滋阴养血、凉血止血。二者合用，升麻能引生地黄入肺胃，以清肺胃之积热，其清热、凉血、止血功效更著，用于治疗肺胃热盛迫血妄行所致之各种血证以及胃热上攻之头痛、牙痛等。

16. 枳实配伍枳壳　二者本为同一种植物，前者为幼果，后者为将熟之果。作用相近，但枳实力猛，偏于破气除痞，消积导滞；枳壳力缓，偏于行气开胸，宽中除胀。二者配对，相须协同，增强行气破结之力，通治三焦气机壅实之证。

17. 百合配合生地黄　百合甘寒，养阴润肺，清心安神，生地黄清热凉血，养阴生津。二者合用成为百合地黄汤，治百合病，阴虚内热，神志恍惚，沉默寡言，如寒无寒，如热无热，时而欲食，时而恶食，口苦，小便赤。

18. 郁金配石菖蒲　郁金辛苦而寒，功能解郁开窍、清心凉血；石菖蒲辛苦而温，功能开窍醒神、化湿豁痰。二药相合，既化湿豁痰，又清心开窍，治痰火或湿热蒙蔽清窍之神昏、癫狂、癫痫。

19. 白术配伍泽泻　泽泻气味甘寒，生于水中，得水阴之气，而能制水。一茎直上，能从下而上，同气相求，令水饮之气以下行。然犹恐水气下而复上，故用白术之甘温，培土制水，必筑堤防也。共奏利水除饮、健脾制水之功。

20. 黄柏配伍滑石　二者合用清热利湿，用于湿热引起淋证、腹泻及带下证。

21. 蒲公英配伍白蔹　蒲公英苦寒，清热解毒，消肿散结，利尿通淋；白蔹苦泄，能清湿热而通壅滞，痈肿疽疮，多湿火为病。二者合用可治疗乳痈、瘰疬、肠痈及带下病等。

六、常用药组

药组由临床上常用的、相对固定的几味药物组合而成，它不是简单的药物堆积，而是在中医药理论的指导下，以中药药性理论为基础，针对某些疾病或证候起特殊治疗作用的药物组合。它是医家个人在长期的医疗用药实践中总结出来的宝贵用药经验。

1. 忍冬藤、丝瓜络、通草　忍冬藤，味甘，性寒，入肺、胃经，功能：清热解毒、疏风通络，主治风湿热痹，关节红肿热痛；丝瓜络，味甘，性凉，归肺、肝、胃经，长于通经活络，且能清热化痰。《本草便读》："丝瓜络，入经络，解邪热，热除则风去，络中津液不致结合而为痰，变成肿毒诸症。"通草，味甘、淡，性微寒，归肺、胃经，能利水通经，通气下乳。此三味药都善于通经络，皆入肺、胃经，肺胃外合皮毛肌肉，故其药用部位相对较浅，未深入筋骨，长于治疗皮肉之间的经络郁滞，故临床上常用于治疗经络气滞，运行不畅而致全身郁胀，似肿非肿的证候。

2. 葛根、木瓜、鸡血藤　葛根，味苦、辛，性凉，入脾、胃经，能升津液，濡筋脉，解肌舒筋，长于缓解外邪郁阻，经气不利，筋脉失养的项背强痛；木瓜，味酸，性温，归肝、脾经，可以益筋和血，缓急止痛，且能祛湿除痹，为湿痹、筋脉拘挛的要药，常用于腰膝关节酸重疼痛；鸡血藤，味苦，性微甘温，入肝、肾经，能行血养血，通经止痛，为治疗经脉不畅，脉络不和的常用药。肝在体为筋，《金匮要略》："肝之病，补用酸，助用焦苦，益用甘味之药而调之"，此三味药，酸、苦、甘、温俱全，且都能益筋和脉，故常联合用于肝经阴血不足，筋脉失养所致项背强痛、腰肌酸痛、下肢拘挛疼痛。

3. 桑枝、桂枝、片姜黄　桂枝，味辛、甘，性温，入膀胱、心、肺经，具有温经通脉，散寒止痛之效；桑枝，微苦，平，入肝经，祛风湿而善达四肢经络，通利关节；片姜黄，辛、苦、温，归肝、脾经，能外散风寒湿邪，内行气血，通经止痛。此三味药，桂枝偏于温经散寒，桑枝偏于祛风除湿，姜黄偏于活血止痛，皆能治疗肢体关节疼痛，且长于行肢臂而除痹痛，故常合而用于上肢和肩关节疼痛。

4. 冬瓜仁、生薏苡仁、桃仁　冬瓜仁，味甘，性凉，能清肺化痰，利湿排脓，能够治疗肺热咳嗽、肺痈吐脓等证；生薏苡仁，味甘、淡，性凉，归脾、胃、肺经，能上清肺热而排脓，下利肠胃而渗湿；桃仁，味苦、甘，性平，归心、肝、大肠经，能活血祛瘀以消痈。三药合用，共具清热利湿，化痰逐瘀之效，适用于各种浊邪为患的病证，尤其适用于痰、湿、热、瘀阻滞之证。如浊邪阻肺，而见咳、喘、胸闷痰多之证；浊邪中阻，而见体胖困倦、舌苔厚腻及有高血压、糖尿病倾向者；浊邪积聚于肝，而见右胁不适或疼痛者；浊邪阻滞下焦，而见小便黄浊不利，小腹不适者。

5. 青皮、陈皮、白芥子　青皮，苦、辛，温，归肝、胆、胃经，辛温升散，苦辛剧烈，沉降下行，偏于疏肝胆气分，兼能消食化滞，消痈散结，多用于肝郁气滞，治胸胁胃脘疼痛，疝气，食积，乳肿，乳核，久疟癖块；陈皮，辛，苦，温，理气健脾，燥湿化痰，为治痰之要药；白芥子，辛，温，归肺、胃经，温肺化痰，利气散结。朱丹溪云："痰在胁下及皮里膜外，非白芥子莫能达。古方控涎丹用白芥子，正此义也。"此三味药，青皮偏于入肝经，陈皮偏于入脾经，白芥子偏于入肺经，性皆辛温，能够辛行温散，化痰散结，常用于各种气滞痰凝为患的病证，如甲状腺结节，乳房肿块、久疟癖块、肋间神经疼等。

6. 胆南星、橘络、白芥子　胆南星，味苦、微辛，性凉，归肺、肝、脾经，能清热化痰，息风定惊，用于痰热咳嗽，咯痰黄稠，中风痰迷，癫狂惊痫；橘络，味甘、苦，性平，能行气通络，化痰止咳；白芥子，性辛，温，归肺、胃经，能温肺化痰，利气散结，通络止痛，且善除"皮里膜外"之痰。三药合用，能化痰止咳，通络止痛，多用于痰滞经络之胸痛、咳嗽、痰多等证。

7. 煅乌贼骨、茜草炭、黑荆芥　乌贼骨，味咸、涩，性温，归肝、肾经，能收敛止血，涩精止带，制酸，敛疮；茜草，味苦，性寒，归肝经，凉血，止血，祛瘀，通经，用于吐血，衄血，崩漏，外伤出血，经闭瘀阻，关节痹痛，跌扑肿痛。荆芥，性辛，味微温，归肺、肝经，炒炭后，性味变为苦涩平，长于止血。此三味药，皆能收敛止血，且皆入肝经，故尤善于治疗月经量多、崩漏下血等妇科血证。其中乌贼骨、茜草，即《素问·腹中论》四乌贼骨一蘆茹丸。

8. 谷精草、青葙子、夏枯草　谷精草，味辛、甘，性平，归肝、肺经，能疏散风热，明目，退翳，用于风热目赤，肿痛羞明，眼生翳膜，风热头痛；青葙子，味苦，性微寒，归肝经，清肝泻火，明目，退翳，用于肝热目赤肿痛，眼生翳膜，肝火眩晕；夏枯草，味苦、辛，性寒，归肝、胆，清肝明目，散结解毒，主治目赤羞明、目珠疼痛、头痛眩晕、耳鸣、瘰疬、瘿瘤、乳痈、痄腮、痈疖肿毒。此三味药，轻清升浮，皆入肝经，能达头巅，能够清肝泻火，明目退翳，常用于风热或肝热之邪伤于头部的疾患，如头痛、头懵、耳鸣、眼胀、鼻塞流浊涕等病。

9. 僵蚕、蝉蜕、姜黄　此三味药来源于清·杨栗山《伤寒瘟疫条辨》中的升降散。僵蚕，辛咸性平，气味俱薄，轻浮而升，善升清散火，祛风除湿，清热解郁，为阳中之阳；蝉蜕，甘咸性寒，升浮宣透，可清热解表，宣毒透达，为阳中之阳。二药皆升而不霸，无助热化燥、逼汗伤阴之弊。姜黄，气辛味苦，性寒，善行气活血解郁，气机畅达，以利热邪外达。三药合用，僵蚕、蝉蜕，升阳中之清阳，姜黄降阴中之浊阴，一升一降，内外通和，而杂气之流毒顿消，故临床上常用三药治疗外感发热而兼见热毒之证。

10. 僵蚕、乌梅、醋槐花 乌梅，性味酸平，有敛肺涩肠，入肝止血，蚀恶肉，化痔消息肉之功，《本经》云："去死肌、青痣、蚀恶肉。"《本草逢源》："恶疮胬肉，亦烧灰研敷，恶肉自消，此即本经去死肌恶肉之验。"又"曰治溲血、下血，诸血证"；僵蚕，味咸、辛，性平，有消风、化痰、散结之功。《本草纲目》："散风痰结核、瘰疬"；槐花味苦，性微寒，归肝、大肠经，凉血止血，清肝泻火，用于便血、痔血、血痢、崩漏、吐血、衄血、肝热目赤、头痛眩晕。《药品化义》："槐花味苦，苦能直下，且味厚而沉，主清肠红下血，痔疮肿痛，脏毒淋沥，此凉血之功能独在大肠也，大肠与肺为表里，能疏皮肤风热，是泄肺金之气也。"三药合用有涩肠止血、化痔消息肉之效，故常用于治疗便血、热毒血痢、胃肠息肉等。

11. 木瓜、槟榔、川牛膝 槟榔，味苦、辛，性温，归胃、大肠经，能杀虫消积，降气，行水，截疟。《药性论》："宣利五脏六腑壅滞，破坚满气，下水肿。"木瓜，味酸，性温，归肝、脾经，能舒筋活络，并能化湿；川牛膝，味苦、酸，性平，归肝、肾经，补肝肾，强筋骨，活血通经，引血（火）下行，利尿通淋，主治腰膝酸痛、下肢痿软、血滞经闭、痛经、水肿。三药性善下行，利湿祛浊，常用于治疗湿浊阻滞经络所引起的水肿、脚气等病证。

12. 半夏、海藻、昆布 半夏化痰散结；海藻化痰软坚散结；昆布除热散结。三者伍用，有化痰软坚散结之功效，用于治疗瘿瘤痰核。

13. 升麻、黄芪、桔梗、柴胡 升麻、柴胡、桔梗三药共同升阳举陷；黄芪益气健脾。四者合用，有益气健脾、升阳举陷之功效，用于治疗中气下陷之气短、倦怠、便溏、乏力、内脏下垂、脱肛等症。

七、用药新知

唯物辩证法指出：人的认识是有限性和无限性的统一。世界上不存在不可被认识的事物，只有尚未被认知的事物。中药的功效是我国劳动人民在长期与疾病斗争过程中总结出来的对药物治疗作用的认识，对中药功效的认识也是一个不断发展的过程。由于社会条件的限制和自身认识的局限性，会存在着对一些药物的治疗作用认识不充分的问题，这就需要广大中医人在医疗实践中细心观察，用心总结，这对扩展药物的功效，促进中医药事业的发展很有必要。例如：

1. 桑叶 桑叶用到 30g 能清热止汗，如《重庆堂随笔》："桑叶，虽治盗汗，而风温暑热服之，肺气清肃，即能汗解。息内风而除头痛，止风行肠胃之泄泻，已肝热妄行之崩漏，胎前诸病，由于肝热者尤为要药。"

2. 连翘　活血通络，消肿散结止痛，用量30g。李东垣曰："连翘散诸经血结气聚；消肿。"张锡纯也在活络效灵丹后曰"痹疼加连翘"。

3. 威灵仙　威灵仙可通络交通阴阳，治失眠，"威灵仙，辛咸气温，其性善走，能宣疏五脏十二经络，凡一切风寒湿热，而见头风顽痹，癥瘕积聚，黄疸浮肿，大小肠秘，风湿痰气，腰膝腿脚冷痛等症，得此辛能散邪，温能泄水，苦能破坚，服此性极快利。通经达络，无处不到。诚风药中之善走者也。"（《本草求真》）

4. 白术　白术生用能益脾阴，润肠通便。常用于脾阴亏虚证及老年人脾虚便秘证，若用于治疗便秘，用量宜大，30~60g。

5. 苏叶　苏叶配黄连有止呕安神的功效。用于湿热证之呕吐、失眠等。

6. 麻黄　麻黄用量大，有致癃闭之嫌，但此副作用，可用来治疗儿童遗尿病。

小验方

1. 润肌膏方

治疗皮肤干裂，多见于手脚皮肤，干裂或痒或痛，但不流水，此为干燥之症，用此膏抹之，效佳。

当归、紫草、丹参、黄蜡（另包）各等分。

先将前三味放入小锅内，用芝麻油浸泡一昼夜，放火上，慢火炸至焦枯，去渣滤油，放入黄蜡，沸后即成，趁温倾入容器内，凉后凝成暗红色软膏，涂抹患处，一日2~3次。

2. 芒硝溶液方

治疗皮肤某处，新起小结节，如眼部麦粒肿等，点之效佳。

芒硝适量，用开水溶解，放入瓶内，用消毒棉签蘸芒硝液，涂患处数日即消。注意：芒硝液浓度要大一些，取效较快。

3. 芍胡汤方

治疗妇女痛经，能缓解经脉拘挛，即《素问·举痛论篇》"缩踡则脉绌急"之理。其基本方是：

生白芍30~40g，醋延胡索15g，炙甘草10~15g。

根据疼痛之因适当加味，如寒较重者加入炮干姜、小茴等味。胀较重者加入乌药、木香、制香附等味。瘀较重者加入山楂炭、五灵脂、蒲黄等味。血气不足者加入熟地黄、当归等味。用之得当，效果明显。在经期疼痛欲作之时即煎服，1日1剂，连服4~5剂。若果对症，当月即可不痛或痛轻，如此，服用几个月以巩固之。注意：每个月只服1次，平时不服，忌生冷、生气。

4. 木鳖子外用治脱肛方

用木鳖子在适量浓茶水中研磨成糊状液体，用消毒棉签蘸药液，涂于脱肛之上，效果很好。可连续外用，以愈为度，若连用一段时间，肛脱如故，视为无效。注意大便不要干结。

5. 猪胆汁调枯矾治臁疮腿方

臁疮生于小腿臁骨部位，奇痒，腐烂流水，久不收口，相当于下肢慢性溃疡。

枯矾研细，适量，用猪苦胆汁调成稀糊状，加入少量棉籽油，涂于患处，止痒收水，很快收效，再发再抹。加入棉籽油，主要是防药后干燥。调此糊时要稀一点，否则，变成干稠，难以涂抹，若果有此象，可以再加入一些猪胆汁稀释即可。涂后不久即干燥，可再涂抹。晚间洗去，次日再涂。

6. 活吞蝌蚪治疥疮方

疥疮在新中国成立前较多，有传染性，是比较难治的一种皮肤病。待春季蝌蚪出现时，带水吞下活蝌蚪约 200 只，数日内即愈。注意：蝌蚪是无污染的，以防生他病。

7. 白矾水治痰涎壅盛方

昏迷患者，喉间痰涎较多，抽之不尽。用白矾适量，开水溶化凉后，用消毒棉球沾白矾溶液，滴入咽喉，痰涎渐消。

8. 车前草、淡竹叶治小便热黄方

小便热黄是夏季最多见的病症，用鲜车前草、鲜淡竹叶各适量煮水当茶饮，非常有效。

9. 黄泥罐治疗急性眼红肿方

眼红肿是夏季多发病症，用无污染黄泥，捏成小罐，罩在眼上，觉黄泥罐子热了，再换上一个凉的，如此数次，大可减轻症状，特别在偏僻农村，用之方便。

10. 野菊花叶汁方

夏季喉咙痛，眼红肿及无名肿毒，属于火毒者，用肥厚的野菊花叶，水洗后拧取汁，约冷服 50mL，次日即可生效，汁苦如胆，非常难喝。可采野菊花全棵，晒干贮存，以备其他季节（如冬季）有此症，煎服半碗，也同样有效。

11. 黄连、黄柏、冰片溶液滴耳方

慢性耳流脓液，经久不愈，用黄连、黄柏各等量，用水煎煮 3 次，放火上再浓缩一下，趁温放入适量冰片溶解后，滴入耳内，数日即可痊愈。若再简单一些，一味黄连也可。

12. 米醋煮大葱外治荨麻疹方

有些荨麻疹是片状瘙痒难忍，服药乏效。可用米醋适量，加入全棵大葱，待大葱煮熟后，去葱留醋，冷后用棉球擦涂患处，日数次，非常有效。

13. 治胃溃疡验方

蚤休 20g，猪肚（即猪胃）1 个。

将蚤休装入猪肚内煮熟去药渣，吃肉喝汤，4 天内服完。然后再如上法，继续服用，效果较好。对胃中息肉也有一定疗效。

14. 鸦胆子治毒血痢方

毒血痢与一般湿热痢不同，又名毒痢，痢下脓血，诸药不效，最为险候。用鸦胆子仁 10~30 粒，用桂圆肉包裹吞服。本品对胃肠和肝肾有损害，不可多用和久服。1 日 1 次，一般 3 天左右即可获效。

16. 治疗毒恶疮初起方

雄黄、巴豆（不去油）、大黄各等分，共捣匀，首先把大黄研为细末，然后再共同研匀，用醋糊为丸，丸如凤仙花籽大，每次服 17~23 丸，以腹泻为度。若果服药后大便不泻，可再服 1 次。一般服 1 次即腹泻，待腹泻 4~5 次后，喝冷开水腹泻即止。醋糊是用米醋和飞罗面（即精粉）打成糊状，待凉后，和药末做成丸。做药时，切勿将手上药误入口眼，以防毒副作用。妊娠妇女禁服。

16. 治胃气痛方（五香丸）

木香、沉香、丁香、制乳香、檀香、雄黄、大黄。

前 5 味各等分，雄黄量要少一些，大黄量可稍大一些，共为细末水丸，或为散，1 次 9g，温酒送服。服后迅速痛止。停后服。此方适用于气寒结滞的疼痛，其特点：遇冷、遇气即发作，而且疼痛剧烈。

17. 二味山药粥治胃弱腹泻方

生山药 1 000g，鸡内金 30g，共为细面，每次 30g 为粥，每早 1 次佐餐。注意：粥适当多煮一回，稀、稠适当。久服安全有效，对于脾胃虚弱患者，非常适合。

18. 蛤蟆皮草治急性耳痛方

蛤蟆皮草南方甚多，叶皱如蛤蟆皮，故名。若耳发生疼痛，火毒较甚，用鲜蛤蟆皮叶揉软，搓成条状塞耳内，效果较好。此乃就地取材，简便廉验。

19. 桃花散治刀伤出血方

用生石膏研细，同适量生大黄一起炒，炒至桃花色，停火去大黄，备用。若遇刀伤出血，将此散撒于伤口，即可止血收口。

20. 治久痢久泻方

生山楂、炒山楂、生车前子（布包煎）、炒车前子（布包煎）。

上 4 味各等分，成人一般各用 15g，水煎服，效果较好。我常用此方，先涤其肠垢，后再酌方，亦是用方之巧。

21. 治疗疮方

用水胶同白酒一起煮成稠膏，趁热滴于患处，患处当即起泡，然后用针挑破，水出即愈。此乃固定法也，可适当用些清热解毒药物。此症最为凶险，可朝发夕死。

22. 又治疗疮方

用做活针绑于筷子方头上成排状，在香油灯上，将针烧红，速刺于疗毒四周，然后用清热解毒药以善其后。此亦固定法也，之所以用此法，以防疗毒外走，走则险矣。

23. 治妇女外阴瘙痒洗方

苦参 30g，蛇床子 30g，荆芥 30g。

水煎外洗患处每晚洗 1 次，一剂药可洗 2 次，煮 1 次，洗 1 次，可连洗数日，痒止停用，效果较好。

24. 治肺结核空洞久不愈合方

白及、百部、百合、生黄花各等分。

为末，水丸，每次服 6g，1 日 3 次，温开水送下，一般连服 2 个月即可愈合。

25. 治肋间疼痛方

青皮 10g，炒白芥子 10g，广木香 10g。

1 日 1 剂，水煎服。早晚各 1 次，饭后服。对于肋间痛无其他兼症，效果较好。

26. 治妇女产后缺乳方

生黄芪 30g，当归 10g，全瓜蒌 12g，漏芦 12g，鹿角霜 12g（烊化），通草 6g，炒王不留行 20g，炮穿山甲 10g。

葱白 3 寸为引。新产妇女加黄酒一盅冲入，每日 1 剂，水煎服，早晚各 1 次。一般服 3 剂即可。若无效，不必再服。

27. 治小便不利方

怀牛膝 15g，干地龙 10g，琥珀（吞服）3g。

治小便无热痛，就是每次小便艰涩难下，用此方即获显效。

28. 黄芪、升麻治疗脱肛及子宫脱垂方

生黄芪 30g，升麻 10g。

每日 1 剂，两煎 2 剂，效可。但需连续服用 10 多天。

29. 茄棵、辣椒棵治阴囊瘙痒方

用茄棵、辣椒棵各等分（多一些为好）煎水，外洗患处，效果较好，再加入荆芥更好。

30. 多枝饮治肢体麻木方

鲜桃枝、鲜柳枝、鲜桑枝不拘量，共煎水服之，1 日 2 次，加入适量红糖。若有糖尿病，不用红糖。

31. 治痧症方

夏季，人若发生恶心、胸闷、烦急欲死，农村人称为"翻子"，急采鲜黄蒿叶一把和鸡蛋清一个，在患者胸腹部盘揉，很快病安。

32. 红花液治褥疮方

久卧患者，护理不当，发生褥疮，用红花 30~60g，水煎数次，浓缩成稠液，加入适量冰片，外涂患处，一日数次，即可慢慢收口。

33. 辣椒水治冻疮方

冻疮，冬季常见，比较难治。用红辣椒熬成浓液，涂于疮面，一日数次，不但不痛，而且有舒适感，有效。

34. 治羊髯疮方

羊髯疮，多发生于小孩，在口周、口下部为多，流黄水结痂，甚痒。因生于口下部，故名羊髯疮。方用剪下山羊髯若干，在瓦上焙干研末，香油调搽，非常有效，数日内可愈。

35. 治感冒方

（1）荸荠适量，将荸荠洗净去皮，捣烂后以纱布挤汁，以汁漱喉，徐徐咽下。每日数次，可连续用。此方适于感冒兼有咽喉疼痛症状者。

（2）谷子 30g，炒黄，煎汤顿服，盖被取微汗。此方适于产后感冒。

（3）乌梅 10 个，大枣 20 个，捣和，入蜜为丸，含咽汁甚效。此方适于伤寒热病后，口干，咽疼，喜睡者。

（4）生姜 6g，葱白 2 根，煎服，日服 2 次。此方适于感受风寒咳嗽甚者。

36. 治寒咳方

核桃连皮捣烂，加冰糖少许，开水冲入顿服，数次极效。

37. 治干咳燥咳方

芝麻 120g，白糖 30g，炒食。

38. 治喘咳方

莱菔子（炒），杏仁（去皮尖，炒），等分蒸为丸。如麻子大，每服数丸，每日 2 次。

39. 治咳嗽方

萝卜汁 1 杯，加姜汁 3 滴，和匀炖服。

40. 治久咳方

黑木耳 10g，冰糖 10g，开水炖服。

41. 治痰喘方

霜桑叶 30g，煎汤代茶饮。

42. 治哮喘方

无花果，捣汁半杯，用开水冲服，每日 1 次，以愈为度。

43. 治心悸方

白莲肉去皮心，煮食，久之，自愈。

44. 治不寐方

灯心草 1 把，煎汤，睡前代茶饮。

45. 治虚烦不寐方

治虚烦不眠，大枣 14 枚，葱白 7 茎。水 3 升煮 1 升，顿服。

46. 治高血压方 1

花生全草 30~45g，洗净切碎，水煎当茶饮。每日 1 剂，2 周为 1 疗程。经治疗血压恢复到正常范围后，改为不定期服用。据报道，该方有较好疗效。

47. 治高血压方 2

黑芝麻 45g 捣如泥，加蜂蜜 50g，用开水冲化，每日分 2 次服。

48. 治高血脂方

野蔷薇根 30~50g，水煎服，连服 1~2 周，或焙干为末，每服 10g，1 日 2 次。

49. 治胃脘痛方 1

以郁李仁 37 枚，烂嚼，以新汲水下，温汤尤妙。须臾痛止，煎薄盐汤呷之。

50. 治胃脘痛方 2

橘皮 15g，红枣 7 枚（去核捣烂），生姜 9g，煎服。

51. 治胃脘痛、慢性胃炎方

取鲜女贞子约 250g，加水煮，加入红糖至汤有甜为度。然后装入保温水壶内，当茶频频饮服，连服至愈。

52. 治胃、十二指肠溃疡方

（1）干玫瑰花片 6~10g，冲入沸水，代茶饮。

（2）甘草粉每次 2.5~5g，每日 3 次，连服 3~4 周。

53. 治腹胀方

腹内气胀满者，用槟榔为末，每次服 6g，水煎服。

54. 治痢疾方

（1）干马齿苋煮烂。红痢加蜜拌，白痢加砂糖拌，红白兼者蜜砂糖相伴入内，食一二碗效，并汤用尤佳。或鲜马齿苋细切，煮粥食之。

（2）石榴花 3 朵，胡椒 1 粒，水煨服。

55. 治肚脐周围痛方

白芷 10g 研末，面粉 25g，醋调成糊，敷脐部。

56. 治赤白痢方

白茄子干 240g，水煮当茶服。

57. 治便秘方

新荷叶蒂 7 个（如无新者枯荷叶亦可），煎如钱大者，烧灰存性，白滚汤下，立时便通。

58. 治习惯性便秘方

黑芝麻 30g，桃仁 30g，磨碎后，泡开水食用即可。

59. 治积聚、癥瘕、痃癖方

蚤休压末，以蜂蜜调成膏状药块即可用。外敷乳部肿块处，每日 1 次。

60. 治年久瘫痪良方

槐枝、柳枝、桃枝、椿枝、楮枝、茄枝、东白艾各 500g，共煎水 3 小桶，大盆浸洗，水冷添热，被覆取汗禁风，如未痊愈，再洗。

61. 治头痛方

（1）荷叶 15g，水煎服。

（2）远志研末，不拘多少，嗅鼻中，痛不可忍者亦可止。

62. 治胁痛、胸痛方

葱白 120g，生姜 60g，白萝卜 500g，共捣烂炒热，分作两包，趁热敷于胸胁疼痛处。2 包轮流交换敷之，冷即换。久之汗出，痛即可止。

63. 治黄疸方

（1）灯笼草（原名酸浆，又名红姑娘、挂金灯）60g，水煎，分 2 次服，可连服三四剂。或鲜灯笼草根洗净，捣烂取汁服。

（2）无花果叶子 9g，水煎当茶喝。

64. 治小儿遗尿方

玉竹 60g，洗净切片，水煎，饭前服。

65. 治消渴方

晚蚕砂焙干为末，每用冷水下 6g，不过数服即愈。

66. 治上消方

用白药（即天花粉）为末，每服方寸匕，冷水调下。亦可蜜丸如桐子大，每服 20 丸，日 2 服。

67. 治中消方

玉蜀黍须，每日煮水代茶饮之，忌动物肝。

68. 治下消方

菟丝子煎汤，任意饮。

69. 治血糖高方

稻成熟收割后挖取稻根。每服 200~300g，水煎服，连服数日。

70. 治糖尿病方

马齿苋 100g，水煎 2 次，早、晚分服，停其他药物，服药 1~2 周。本方对阴虚燥热型的糖尿病，效果更好。

71. 治鼻衄歌诀

石榴花瓣可以塞，萝卜藕汁可以滴，火煅龙骨可以吹，水煎茅花可以吃。又歌：墙头苔藓可以塞，车前草汁可以滴，火烧莲房可以吹，水调锅煤可以吃。

72. 治鼻衄方

（1）大黄烧存性，研细末，瓶装备用。用时以大黄炭末与温开水调匀，塞患者患侧鼻孔。

（2）鲜荷叶 3 大张，绞汁服。或鲜荷叶蒂 7 个，水煎服。

73. 治盗汗方

（1）单用桑叶 1 味，乘露采摘，炒干碾为末，每服 6g，空腹米饮调下。

（2）浮小麦和红枣煮食，不论盗汗、多汗均效。

74. 治食管癌方

韭菜绞汁 20mL，蒸鸡蛋 2 枚，每日分 2 次吞服，常服。

75. 治子宫颈癌方

斑蝥 5 只，鸡蛋 1 个，将斑蝥去头足放入鸡蛋内，文火烧熟，去斑蝥吃鸡蛋。每日 2 个，连服 5 天，休息 5 天再服。

76. 治各种癌症方

核桃树枝 250g，鸡蛋 3 个，共煮 4 小时，去汤，吃鸡蛋，日 3 次，每次 1 个。可治食管癌、胃癌、乳腺癌、淋巴系统肿瘤等。

77. 治痛经方

（1）艾叶 20g 加红糖用开水煎服。

（2）月季花 9g，沸水泡茶喝，每于经前 5 天起服，至月经盛潮止，连用 3~4 个月。

（3）鲜韭菜汁 1 杯，红糖适量，温热服。

78. 治崩漏方

（1）木耳 120g，煮熟加红糖 60g，拌一顿吃完，血渐止，再吃 60g 即愈。

（2）荆芥穗 15g，水煎服。有的患者服 1 次即愈，其效神速。

79. 治带下方

赤白带下洗法，石榴花阴干，每用 30g，煎汤 1 碗，纱布滤过，趁温时用此汤洗涤阴道，对带下有效。

80. 治乳痈方

（1）新桑叶研烂，厚敷患处，夏以桑叶盖之，用手帕缠定，一宿即愈。

（2）薄蒲公英（取连根蒂叶）60g，捣烂，用好酒250g同煎数沸，渣敷肿上，酒热服，盖睡一时许，再用连须、葱白汤500mL催之，得微汗而散。

（3）莲蓬秆把，煎汤熏洗，数次即散。荷叶秆亦可。

（4）新鲜仙人掌或仙人球适量。去表面的刺，洗净捣烂，敷患部，外用纱布包扎，每天换数次，保持敷料湿润。

81. 治妇人乳汁不通方

生山药捣烂敷之，即消。

82. 治乳汁多

炒麦芽9g，煎浓汤饮之，日饮1次，自乳汁适宜而止。

83. 治回乳方

小麦麸子60g，红糖30g。先将麸子炒黄后，再入红糖混合一处，炒匀后放碗内经常吃，2日吃完，乳汁即回。

84. 治小儿口疮方

吴茱萸末，用醋调，贴两脚心，一夜即愈。

85. 治小儿口疮，流水不绝方

用热水1盆，入白矾1勺，将小儿两足频频洗之，立瘥。

86. 治顽固性口腔溃疡方

白矾6g，白糖4g，放入瓷器皿内，置温火上加热待其溶化成清后，稍冷即可用；天冷易凝，加温溶化再用。用棉棒蘸矾糖膏涂患处，日用1次。患部涂药后，疼痛加剧，流口涎，一般3~5分钟即可消失，一般1次治愈。

87. 治口疮、鹅口疮方

柿霜面不拘多少。先用软细白布缠绕食指端部，蘸冷水拭净患处，然后抹柿霜面。每日2次，屡用有效。

88. 治荨麻疹方

芝麻根洗净后加水煎，趁热烫洗。

89. 治白癜风方

（1）用萝摩草白汁敷上，揩上令破，再敷，三度瘥。

（2）以茄子花擦之即愈。或以花红擦之，永不再发，已经试验。

90. 治除痒乌发，润肤美容方

木槿花15g，煎汤去渣待温，洗头脸。

91. 治养血安神，秀发美容，常用可使发润泽光亮方

合欢花50g，加水煎煮取汁液，浇濯头发。

92. 治热淋方

用白茅香根四斤锉细，水 1 斗 5 升，煮取 5 升令冷，仍暖饮之，日 2 服。

93. 治气淋方

甘蔗上青梢 30g，酒煮服，3 日痊愈。

94. 治风湿性关节炎方

桑、槐、杨、柳、松枝各 9g，煎服，忌风寒。

95. 治风湿痛方

北沙参 30g，瘦猪肉 250g。将 2 味放砂锅内，入油盐葱姜，一同煮熟，分 2 次食下。

96. 治腰痛难忍方

用老丝瓜烧灰存性，研末，9g 冲热酒服即愈。